抗癌

你吃對了嗎？

腫瘤權威何裕民醫師教你找回健康

本書內容是何裕民醫師、孫麗紅主任多年來研究的精華彙集，其內容普遍適用於一般社會大眾；但由於個人體質多少有些互異，若在參閱、採用本書的建議後仍未能獲得改善或仍有所疑慮，建議您還是向專科醫師諮詢，才能為您的健康做好最佳的把關。

前　言

在多年的腫瘤飲食講座和臨床中，經常有患者問：我得了這個癌，能吃什麼？哪些能吃，哪些不能吃？雞肉能吃嗎？人參補身也補瘤嗎？癌症與「發物」有關嗎……有的患者家屬很體貼、孝順，有時好心卻幫倒忙，看到患者做完治療身體虛弱，就拼命進補，雞鴨魚肉、各種營養保健品一股腦全部吃。臨床常見到有些患者，一邊吃著化療藥，一邊拼命補甲魚、蛋白粉之類的營養品，結果病情不僅沒有迅速恢復，反而有加重的趨勢。這樣的案例在臨床太常見了。

我從事營養學教學臨床研究已近二十年。在博士研究期間還在中國上海中醫藥大學博士生何裕民教授的指導下，專門從事飲食與癌症發生、復發和轉移關係的博士課題研究，得出了一些有意義的結論。近幾年，我應邀先後在中國多家電視台擔任主講嘉賓，講解「抗癌，該怎麼吃」；並在中國多地書店、醫院和講壇做了二百多場科學飲食抗癌的講座。在這過程中，發現很多腫瘤患者非常關注自身的飲食，迫切希望得到科學權威的飲食指導，但由於這方面知識宣傳不夠、人們根深蒂固的飲食觀念影響以及社會上一些以訛傳訛的說法，使得腫瘤患者對自身飲食很盲目，吃出問題來的也大有人在！

本書總結了我的導師——何裕民教授多年來對飲食抗癌研究的臨床經驗以及我多年來腫瘤飲食的研究結論，根據具體生動的案例，指出飲食對癌症的影響。並參考了東西方最新的權威研究，透過論古看今來追蹤癌症的歷史演變，引出癌症與飲食關係的東、西方認識，進而提出癌症發生源自飲食，杜絕癌症也始於飲食的觀點。在此基礎上，針對癌症患者的日常飲食，提出須遵循的飲食建議。推薦了日常生活中的抗癌明星食物，也推薦給癌症患者可選擇的一些主食、菜餚和湯羹類，並針對癌症患者普遍關注的手術、放療化療期間如何飲食，給予了詳細的分析和建議；最後對目前發病率較高的一些腫瘤，具體推薦了適合的主食、副食、茶飲、點心和食療方等。

本書的最大特點之一就是從患者的角度出發，為患者推薦了眾多日常的主副食和對症食療方，方便且可操作性強，不給患者增加任何額外負擔，可以融入到一日三餐中，無毒無副作用，真正體現了食療「寓醫於食」的深刻含義！

衷心感謝何裕民教授在百忙之中抽出時間對本書給予的大力支持和悉心指導！希望本書能對腫瘤患者在日常飲食的合理選擇上有所幫助，知道如何合理地吃才能抗癌；也希望廣大癌症患者能夠更新觀念，改變錯誤的認識，從而早日康復。

由於時間和學識所限，書中錯誤和不足之處在所難免，懇請廣大讀者予以批評指正。

孫麗紅
（中國上海中醫藥大學營養學教研室主任）

目錄

Chapter 1

論古看今話癌變

從有文字記載的歷史或考古發現來看，癌症已經陪伴了人類數千年之久。高等哺乳動物中也常常發現伴有癌症現象，因此可以說「一有人類就有癌症」。

1-1 癌變的歷史追踪

癌情刻不容緩

癌症，全球性的死亡主因。世界衛生組織國際癌症研究署（IARC）發表的「世界癌症報告」數據顯示癌症新增病例已由2008年的1,270萬人上升至2012年的1,410萬人，其中820萬人已病逝。肺癌、胃癌、大腸癌、肝癌和乳癌是每年大多數癌症死亡的罪魁禍首。預計全球癌症死亡人數還將繼續增加，到2030年估計將增加至一年近2,500萬人，增幅達70%。

在北美洲，即使針對癌症的研發投入很多，但每4位亡者當中就有1人是死於癌症。2000年，至少有55萬美國人死於癌症。這樣的狀況，與科研的投入完全不成比例。

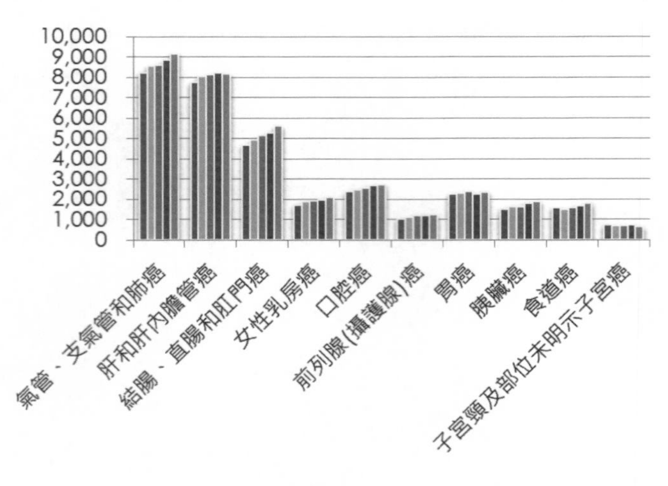

資料來源：癌症死亡人數統計／衛生福利部衛生福利統計互動式指標查詢系統（截至2015年12月）

▲ 台灣十大癌症死亡人數

台灣的癌症現狀也讓人觸目驚心。近幾年，癌症發病率和死亡率均呈現明顯上升趨勢，甚至可以用「滾雪球」一詞來形容。

關於癌症發病率，衛生福利部國民健康署 2015 年 4 月 14 日公布之癌症登記報告顯示，台灣每 5 分鐘 26 秒就有 1 人罹癌，而從粗發生率資料來看，國人每 10 萬人中約有 415 人被診斷為癌症，即每 233 位國人就有 1 人罹癌，而數字不斷攀升。

關於癌症死亡率，衛生福利部 2015 年 6 月 17 日公布的 2014 年國人十大死因統計，癌症排名第一（癌症死亡人數約 4 萬人，標準化死亡率為每 10 萬人口 130.2 人，占總死亡人數之 28.3 %），連續 33 年居首。2014 年每 11 分 24 秒就有 1 人死於癌症，較 2013 年的 11 分 44 秒又撥快了 20 秒。

近年台灣十大癌症死因順位第一是肺癌、其次是肝癌、大腸癌（男女均是）。男性其他主要死因包括口腔癌、食道癌、胃癌；女性其他主要死因包括乳癌、胰臟癌、胃癌。2014 年台灣人因癌症死亡者平均年齡為 68.1 歲。[1]

因此，癌症名副其實地成為了人類健康的第一殺手！然而，歷史上癌症的發病率並不高。

從有文字記載的歷史或考古發現來看，癌症已經陪伴了人類數千年之久。高等哺乳動物中，也常常發現伴有癌症現象，因此可以說一有人類就有癌症。

然而，那時癌症發病率並不高。因此儘管中西方早期的文獻和醫著中都談到了惡性腫瘤問題，但似乎未引起人們的重視。

這裡有一份不算很早，但涉及癌症流行病學的資料值得珍視。它是由義大利人斯頓（R. Stern）透過調查獲得。他生活的

1 衛生福利部，〈103 年國人死因統計結果〉，2015 年 6 月 17 日。

年代是 18 世紀下半葉至 19 世紀上半葉（1760 - 1839），斯頓對當時義大利的維洛納地區做了初次癌症死亡率的調查分析。他調查了一段時間內該地區所有死亡情況，對 150,673 例屍體進行了研究，發現這些人中死於癌症的總人數是 1,136 例，也就是說死於癌症者只占總死亡人數的 0.75%，不到 1%。當然，當時的死因歸類應該說是存在缺陷的，因為他可能沒有做詳細的屍體解剖，亦可能會漏掉一些死於癌症的人數，但至少也表明在當時，癌症死亡率並非十分突出。

與斯頓的研究差不多時間，歐洲其他研究也記載了相類似的結果。根據格里夫斯（M.Greaves）在《癌症：進化的遺產》（*CANCER: THE EVOLUTIONARY LEGACY*, 2000）一書記載，兩百多年前，英格蘭、威爾斯、巴黎和日內瓦的死亡統計分析都表明，癌症患者人數並不占據人類死因的前幾位重要位置，常可忽略不計。

而現在，死於癌症的人至少占了總死亡人數的 1 ／ 4，整整增加了 30 ～ 40 倍。並且這一快速增長趨勢還在強化之中。何以造成這一巨大變化，令人深思！

人們也許會說：不急，醫療高科技發展很快，癌症等慢性病一定會被快速發展的醫療高科技所管控，我們不需要太焦慮。但事實並非如此。對此可以美國為例說明。

美國曾在 20 世紀 70 年代初宣稱向癌症開戰，由當時的尼克森總統親自簽署《國家癌症法案》，並大量增撥了專項資金，針對癌症的研究耗資不菲。高峰時期，美國國家癌症研究所（NCI）的資金占了美國國立衛生研究院 23%的預算，資助了美國 53%的分子生物學研究，但收效甚微。幾十年後美國人反思發現巨額的投入、醫療的發展、科技的進步，並沒有減少癌症的危害，癌症的發病率和死亡率依舊居高不下。鑒此，20 世紀末，美國醫療官方不得不承認，過去對癌症的討伐失敗了。

其實，20 世紀以來，癌症已成為危害人類健康和生命的重大社會衛生問題。其他慢性病的情況也類似。隨著生活水準提高、醫學進步，人們對健康的需求越來越強烈。但事實上，人們的健康狀況並不盡如人意，心臟病、糖尿病、肥胖症、骨質疏鬆症以及自身免疫性疾病等現代文明病的發病率和死亡率都在增加。

例如，2013 年初，美國維吉尼亞州聯邦大學公布關於美國健康狀態的調查和分析報告，題目就是《全球視野下的美國健康情況：壽命更短，健康狀態更差》，長達 405 頁的報告，引用了大量第一手資料，揭示一個令人瞠目結舌的結論：美國人醫療科技最發達，卻壽命更短，健康狀況更差！比如，相對於歐洲十國（奧地利、比利時、丹麥、法國、德國、希臘、義大利、荷蘭、西班牙、瑞典），心臟病、中風、糖尿病、癌症、高血壓和肥胖在美國 50 ～ 54 歲人群中更為普遍。而且更令人不解的是，雖然美國在醫療保健領域中投入最多，卻未能夠解決上述問題。為此，中國學者曾經專門發表〈修復人道與科技的邊界〉（何裕民，《醫學與哲學》第 35 卷第 1A 期，2014 年 1 月 8 日）、〈人道與科技失範的實例剖析——兼評〈全球視野下的美國健康情況：壽命更短，健康狀態更差〉〉（王寧、何裕民，《醫學與哲學》第 35 卷第 1A 期，2014 年 1 月 8 日）兩篇文章討論這一話題。

其實，這些例證和數據都是在提醒人們盡快關注自身健康，加強癌症防範。不然癌症、糖尿病等很快就會盯上你。

人們一定會進一步發問：究竟如何才能加以防範呢？有沒有比較有效地杜絕措施呢？而飲食與癌症的關係有多大？

其實，科學研究與大量的流行病學調查表明，從癌症的發病因素來看，剔除人口老齡化、遺傳因素、環境因素等，在誘發癌變的主要因素中，**膳食不合理、吸菸、過量飲酒、職業及地理、物理等要素和精神、性格等因素，對癌症的發病率及死亡率的飆升貢獻率很大**。

權威的醫學機構大都認定，因生活方式不合理導致的癌症占現代癌症總發病率／死亡率的 50%～70%；其中，光飲食因素對癌症的「促進作用」就達到 35%～40%左右。目前，發病率占前十名的癌症（它們占全部癌症的 76.39%），幾乎都能尋找出飲食不當因素在其發病過程中作祟的痕跡。或者說，飲食是誘發這些癌症的重要危險因素之一。可見，癌從口入，並非虛語！

那麼，飲食與癌症的發生是什麼關係？或許，我們從「癌」的中文造字上可以窺見一斑。

癌從口入

何謂古希臘橫行的「螃蟹」？公元前約四百年，西方醫學之父希波克拉底時代，就已有對癌症的描述。當時，人們把「癌」描述成「karkinos」(希臘語「螃蟹」的意思)，這個詞語很形象、生動。**癌瘤向外擴散，橫行霸道，如同張鉗伸爪的螃蟹一樣；癌瘤硬化的表面，就好像螃蟹硬邦邦的軀殼。後來這個字演變成拉丁文的「cancer」，用來形容癌腫的形態和生長方式**。

其實，深入探究，希波克拉底時代的哲賢們之所以把癌症用螃蟹來做形象的比喻，也寓含著癌症的發生與吃螃蟹（泛指一切動物性食物）等有極大的關聯。在早期簡單聯想思維的誘使下，人們發現螃蟹之類肥美的食物吃得多了，體表和體內就容易長出像「螃蟹」一樣的腫塊。從「karkinos」一詞中，似乎可以尋覓出癌症與飲食，特別是與肥美的動物性食物攝入過多有著很大的關聯。

中國自古有文字記載以來，即有了對癌瘤的敘述。殷墟出土的甲骨文中已有「瘤」字。**「瘤」字的本意是留而不去**。中國現存最早的醫籍《黃帝內經》中就記載了大量癌瘤類疾病，並分別加以命名，如「癥瘕」、「積聚」、「噎膈」、「乳岩」等，總計有數十種之多。本意為：腫塊，留而不去。

可以說，古人的造字有很深的寓意。中文的「癌」字最早出現於北宋 1170 年東軒居士著《衛濟寶書》：「癰疽五發，一曰癌……」

南宋楊士瀛著《仁齋直指附遺方論》中記載了癌的症狀：「癌者，上高下深，巖穴之狀，顆顆累垂，裂如瞽眼，其中帶青，由是簇頭，各露一舌，毒根深藏，穿孔通裡，男則多發於腹，女則多發於乳或項或肩或臂，外證令人昏迷。」

古代中醫將表面凹凸不平、質地堅硬如石的腫物（即較明確的惡性腫瘤）稱為「岩」，例如「乳岩」（乳癌）。而古時「岩」字與象形字「嵒」（山上的石塊）相通，後人再加上「疒」（「病」字偏旁），就成為「癌」了。

有趣的是，中西醫學都從形態上把惡性腫瘤看作面目猙獰的病魔，這實在不能不佩服東西文化的相通之處。

中國古代造字很講究，讓我們後人感歎其造字的藝術，從分析「癌」的造字可以知道癌症的發生原因與吃有關。

「癌」字有三個口，似乎在提示癌的發生與吃及飲食關係很大。我們常說「病從口入」。這三個口，似乎可以做出新的解讀：第一個口，代表口腹之欲，吃多了東西；第二個口，代表喝錯了，如飲酒過度，喝多了各種不健康飲品；第三個口，似乎意味著習慣不好，如抽煙過多等。因為我們吃了太多不健康的食物、飲酒過度，再加上吸菸等不良行為習慣，所以就可能導致癌症發病率高。有個哲人曾說過，我們吃進去的食物中，有一半以上是因為錯誤認識而吃的。

可以說，因為飲食有問題，我們才會滋生出各種疾病（包括癌症）來。

癌，中醫學智慧

癌症發生，源自飲食。中醫學認為，某些腫瘤的發生與飲食關係尤為密切。

例如肺癌，中醫學認為多屬於「肺積」、「息賁」等範圍。飲食不節，或勞傷心脾，脾失健運，胃失和降，水穀不能化生為精微，聚而成痰。「肺為貯痰之器」，痰濕蘊肺，氣機不利，血行不暢，痰淤交阻，久而形成腫塊。這指出了飲食不宜可以是導致肺癌發生的誘發因素之一。

食道癌，類似於中醫學所說的「噎膈」、「膈證」。食道屬胃氣所主，故與飲食關係非常密切。凡酒食過度，恣食辛辣，過食生冷油膩，或食不潔之物，均可使氣、血、痰三者互結於食道，亦可使食道津血枯涸。特別是嗜酒無度，又多進肥甘之品，則釀痰生濕，痰氣交阻於食道，噎膈隨之而形成。如《臨證指南醫案．噎膈》指出噎膈的病因是「酒濕厚味，釀痰阻氣」。《醫碥．

反胃噎膈》認為「酒客多噎膈，好熱酒者尤多，以熱傷津液，咽管乾澀，食不得入也」。均闡明了飲食不節、過度飲酒是食道癌發生的重要因素。

現代研究證實酒與食道癌關係的資料最為充分，飲酒增加食道癌的危險性。古代醫家在當時就已經認識到飲酒過度與食道癌的關係，與現在研究的結論一致。時至今日，仍有深刻的臨床指導意義。

又如肝癌，中醫學認為屬於「積聚」、「癥瘕」等範疇，積聚和癥瘕大致相同，均可為飲食所傷而致。中醫學家注意到：凡酒食不節，飢飽失常，損傷脾胃；胃不能腐熟水穀，脾不能運化水穀精微；濕濁內生，凝聚成痰，痰濕阻滯；氣機不暢，脈絡壅滯，痰濁與氣血搏結，均可積聚而成「積聚」、「癥瘕」等。

胃癌則屬於中醫學「胃脘痛」、「噎膈」、「伏梁」等的範疇。中醫學認為，飲食過冷過熱、飢飽不勻、過食肥甘、嗜好菸酒等均能損傷脾胃，或致臟腑功能失調，脾失健運，胃失和降，聚濕生痰，血行不暢，化生淤毒，阻於胃脘，日久發展成為本病。如《衛生寶鑑》指出：「凡人脾胃虛弱，或飲食過度，或生冷過度，不能克化，致成積聚結塊。」《醫門法律》謂：「滾酒從喉而入，日將上脘炮灼……此所以多成膈症（胃癌）也。」《濟生方》曰：「過餐五味，魚腥乳酪，強食生冷果菜，停蓄胃脘……久則積結為癥瘕。」《脾胃論》云：「元氣之充足，皆由脾胃之氣無所傷，而後能滋養元氣。若脾胃之氣本弱，飲食自倍，則脾胃之氣既傷，而元氣亦不能充而諸病之所由生也。」這些都指出脾胃虛弱，加之飲食不慎，將加速引起消化道腫瘤的發生。

直腸癌屬於中醫學「鎖肛痔」、「臟毒」等範疇。古人認為多因嗜食辛辣，熱結腸道，灼傷陰津，久之氣血不暢，淤滯不散而成；或飲食不潔，損傷脾胃，脾失健運，胃失和降，水穀停滯，清濁不分，泄瀉而下，日久不癒而成肛門癌腫。如《外科正宗・臟毒論》中有記述：「又有生平情性暴急，縱食膏粱或兼補術，蘊毒結於臟腑，炎熱流注肛門，結而為腫……凡犯此未得見其有生。」金代竇漢卿在《瘡瘍經驗全書》中指出臟毒的病因為：「臟毒者……或食五辛炙煿等味，蓄毒在內，流積為癰。」這些論述，均說明飲食偏嗜、飲食不節、飲食不潔對直腸癌發病的推波助瀾之效。

再如，鼻咽癌屬於中醫「控腦砂」、「上石疽」、「失榮」等範疇。明《醫學準繩六要》認為其病因為：「至如酒客膏粱，辛熱炙膩太過，火邪炎上，孔竅壅塞，則為鼻淵，鼻順法涕如湧泉，漸變為鼻痔等證。」指出了飲食偏嗜、飲酒過度、膏粱厚味等飲食因素對鼻咽癌形成的影響。而現代研究證實，鼻咽癌其發病的確與不良飲食因素有關。

杜絕癌症，始於飲食。可見老祖宗早就認識到飲食因素在諸多癌症發病過程中的重要意義。鑒此，中醫學一直強調，管控飲食，是防範癌症等的關鍵性一步。

例如，《周禮・天官》最早記載了中國的醫師制度，指出當時宮廷醫生已有食醫、疾醫、瘍醫、獸醫之分。食醫排在首位，「掌和王之六食、六飲、六膳、百羞、百醬、八珍之齊」，重在以食防病療病（包括防範癌症在內的各種疾病）；次為疾醫（治療一般疾病的醫生）；再次為瘍醫（瘍，包括癌症及外科疾病在內，日本受中國影響，不久前仍稱治療癌症的醫生為瘍醫）；最後是獸醫。可見杜絕癌症，始於飲食，這是中醫學的一貫傳統。

中醫學不僅強調要從根源上（發病因素）杜絕包括癌症在內的許多慢性病，並在這些方面留下了豐富的理論原則及具體方法、技巧。對此，後文將詳細加以討論。

總之，中醫學對飲食因素與癌瘤的關係早已有較詳盡的論述，這也成為當今透過應用合理的飲食，來杜絕（預防和治療）癌症，或促進腫瘤患者康復的理論基礎。

異曲同工的國外認識

蘇格拉底的教誨

在過去的幾千年間，人們在生活的直覺中感悟到飲食關乎於自身健康的維持及包括癌症在內等疾病的防範，西方也不例外。但西方的理性主義傳統更促使他們願意深入探討其背後的真相，並有許多哲賢一直在黑暗中努力摸索，試圖掌握膳食與健康、膳食與病症的確切關聯性。關於這方面的歷史記載汗牛充棟，在此僅舉一例為證。

蘇格拉底、柏拉圖和亞里士多德被尊稱為西方三聖賢，齊於中國的孔子和孟子等儒家聖賢。他們的思想及論述一直影響到今天的西方學者。而就在二千五百年前，柏拉圖記錄了其老師蘇格拉底和葛羅肯先生之間的一段對話，話題是有關未來的討論，蘇格拉底便深刻地揭示了嗜好肉食將給整個社會帶來的悲劇性影響。

蘇格拉底指出，肉食為主的飲食結構會導致「疾病和瘟疫流行」。雖然未指明就是後來發生的癌症、心臟病和糖尿病等富貴病，以及禽流感、狂牛症等流行病，但是確有此意。柏拉圖也曾一針見血地指出：以動物為食，實際上是將我們置於危險之中。

而現在後人置身於蘇格拉底所預料到的境遇，卻仍不能覺察過多攝取動物膳食對於人們健康的不良影響。

西方最著名的智者早在二千五百年前，用哲學思辨的方法就能推斷出動物性為主的膳食對於健康和社會的影響，可見其之睿智！確實令我們後人肅然起敬。然而真正了解這段歷史的人，微乎其微！

被遺忘的希波克拉底名言

其實，西方醫學之父，同為古希臘賢哲的希波克拉底，也曾力主將膳食作為預防和治療疾病的主要方式。何裕民教授非常欣賞希波克拉底的觀點，其名言：「**讓食物成為你的藥物，而不要讓藥物成為你的食物**。」何教授在其《癌症只是慢性病》（上海科學技術出版社，2014 年 4 月三版）及《別讓癌症盯上你》（京中玉國際，2011 年 5 月）等科普著作中多次反復提及，尊為信條。可惜的是，西方近代（特別是信奉科學至上的生物醫學專家們）幾乎很少有人尊奉這些。

東西方文化異曲同工，皆警醒世人「病從口入」！讓我們牢記先哲的教誨吧！盡快行動起來，改變錯誤的膳食觀，努力了解真正科學傳遞的真理，並努力將其用於改善生活。那麼，也許就能有效提高人們的健康水平，防範或杜絕包括癌症在內的許多慢性疾病之危害。

1-2　食物：百藥之源

食療不癒，然後命藥

中醫學認為飲食營養是生命賴以生存的關鍵。在長期的進化過程中，人類適應自然，透過「嘗試」過程，從自然界獲取了食物，且不斷累積了有關食物的知識。在這一過程中，先人還不經意地發現了一些具有特殊功效或毒性的天然藥物。「神農嘗百草」，經過反復嘗試，有些則演變成有保健祛疾等特殊功效的食物。

這些特殊之物中有些是有毒的，古人對它們的使用就比較謹慎，常權衡再三方作使用。不管是用作一般充飢用的食物，還是這些特殊食物，它們的合理運用，都有可能成為協調人體，使之更好地與自然界保持和諧的重要因素。久而久之，人們形成了一個帶有規律性的共識：欲保持健康、無疾，或有疾之後要加以糾正，當從飲食調養做起，以無毒而有益於健康的食物營養為主，以飲食調養為本，飲食調養在先；食療無效，或疾患過於凶險，方可考慮毒藥試之；毒藥治療只是無奈的治標之舉措，只可作為權宜之法暫用，不可長期依賴。否則，必有毒副作用之害。而且，毒藥治療結束後，還當「食養盡之」。

特別值得一提的是唐代名醫孫思邈，他認為：「安生之本，必資於食。是故食能排邪而安臟腑，悅神爽志以滋氣血。若能用食平疴（疴，重病也；平疴，指治療包括癌症在內的重病），釋情遣疾（祛除疾病）者，可謂良工（高明的醫師）。」「夫為醫者，當須洞曉病源，知其所犯，以食治之，食療不癒，然後命藥。」（《千金方・食治篇》）這些，清楚表明了中醫學的一貫主張，應先以比較溫和的方法（如食療等）治病，「食療不癒，然後命藥」，因為是藥三分毒。這充分展現了對生命的尊重和對自然療法的敬畏，即使生了病有時也能藉助食療使之消解或治癒的。

陳直是宋代養生大家，他著有《養老奉親書》，是本偏重飲食療法與老年保健的專著，較西方《老年保健醫藥》（J. Floyer, *Medicina Gerocomica*, 1724）早六百餘年問世。他認為老年患者更宜先以食治，這不僅因為「老人之性，皆厭於藥而喜於食」，更由於食治「貴（重要的是）不傷其臟腑也」。

《養老奉親書》注重藥食結合，重在食療，強調在食療和藥療先後問題上，先食後藥，此乃老人保養治病之大法也。在《養老奉親書・序》中他提到「若有疾患，且先詳食醫之法，審其疾狀以食療之，食療未癒，然後命藥，貴不傷其臟腑也」。就是說，若是患了疾病，根據其症狀，宜先採取食療的方法。「食療未癒，然後命藥，貴不傷其臟腑也」、「善服藥者，不如善保養」。論述了食治的重要性，並將此思想貫穿於全書之中。當然，治病還必須依賴藥物，但始終應以飲食調護為根本。

陳直特長於借助米、麵、粟、豆等為方，適當添加藥物，製成羹粥湯餅餛飩之類易於消化的食療方，專供老人服食調養。他所列舉的 169 例食療方中有 79 例係專為老人所設，可見其於養老奉親之拳拳用心。

這些論述，清楚地說明了食療的積極作用，它們均強調，應先以比較溫和的食物來防治疾病。

受這些思想影響，我們在老年腫瘤患者的治療呵護中，尤其重視食療食養的作用並加以運用。幾十年的使用結果表明，老年癌症患者，有時候食療意義大於藥物！

以前人們更關注在藥中求病癒，現在改改舊規，對於那些治療久久不見其效者，則不妨試試食療方法，或者先用食物來控制疾病。也可在治療的同時，選用合適的食療方作為輔助治療手段。在食療文化的享受中增強體質，最後戰勝病魔，豈不甚好？

食療同樣可以杜絕癌症。自古以來，中醫學就主張藥食同源，很多藥品本身就是從食品中衍生出來的。而作為食品的最大特點，就是適合人體需求，無毒無害，可大劑量重複使用。

但長期以來，在一些似是而非的觀點指導下，人們只知「以毒攻毒」、遍尋「毒藥」，希望藉此能攻擊癌毒。殊不知，這種簡單的對抗性思維從起點上就犯了根本性的錯誤。人與自然界的矛盾（疾病也可看做是種「矛盾」），主要不應該靠對抗來解決，而更應主張調整與協調。即便是某些藥物有一定的治療作用，它的毒副反應也大大限制了它的應用。《黃帝內經》中就已強調：「大毒治病，十去其六；常毒治病，十去其七；小毒治病，十去其八；無毒治病，十去其九；谷肉果菜，食養盡之；無使過之，傷其正也」。《素問．五運行大論》所云：「虛則補之，藥以祛之，食以隨之」，這就精闢地論述了藥物療法與食療藥膳的關係。至少，我們近二十年的腫瘤治療經驗表明，從菌類等食物中提取有效成分，配合中藥辨證論治，同時加強食療配合，可在多種惡性腫瘤的治療中取得非常滿意的效果。而這一切，均有力地印證了古今賢哲有關「讓食物以治病」的睿智論斷。

疏於飲食，成不了良醫

近幾年，醫療在全球不再那麼純潔，廣泛遭受質疑！國外媒體經常會質問：醫藥究竟在保護誰的健康？維護誰的利益？

其實，每個人一生中都會到醫院去就醫。但現狀是當你患上了諸如癌症、糖尿病、肥胖病、高血脂等之後，醫生會從醫學治療角度給你下手，即便你的疾病，只需要透過飲食和運動就能改善，甚至治癒，但通常醫生也絕對不會就這麼告訴你：回去注意調整飲食，適當運動，而不給與任何藥物。為什麼呢？

一方面，醫生會認為這樣是對他治療技術的否定。曾經有位醫生這麼說：「我學了這麼多，靠這麼高深的技術賺錢，而你想用這麼簡單的方法（如改善飲食和運動）就把這一切拿走嗎？」可能還會有醫生說：「如果告訴患者，透過患者自身主動改變不良的生活方式和飲食行為，就能改善健康狀態，那還要這麼多的專業醫生幹什麼？」

另一方面，出於維護醫生自己的形象和地位，即使某些醫生也承認透過飲食改善可以治療某些疾病，飲食治療方式是有效的，然而他們卻缺乏營養學方面的知識，但自己是疾病治療方面的專家啊，他們通常不願意向營養師低頭請教，更要努力維護自己的形象和地位。否則有可能被擠出專業圈。

中醫學素有「不知食，不足以言醫」之說。此說甚為有理。其實，合理的飲食營養對人類健康有著積極的意義，對於防病治病及疾病康復也發揮非常重要的作用。特別是當今大多數疾病都與飲食不當有著千絲萬縷的關聯，故尤其需要強調「不知食，不足以言醫」。

但由於舊有觀念的禁錮和人們對合理飲食營養的不重視，這一關鍵問題卻沒有得到應有的重視。

一方面，醫生對疾病的認識通常只限於標準的治療方法，包括使用藥物和手術，很多醫生卻往往缺乏營養學知識，並不知道疾病可以透過膳食治療的方法改善，甚至逆轉。另一方面，很多臨床醫生對於飲食營養在疾病治療和康復過程中的作用，沒有給予積極的肯定，或者說根本沒有關注。

許多醫生（也包括病人及大眾媒體）人為地割裂了醫學與生活方式的內在關聯性，認為醫學就是科學，疾病則都是生物學異常，只能藉助科學方式解決，飲食只是民間的生活方式，沒有科學性可言。飲食問題不是科學問題，不足以解決健康及疾病難題！多麼簡單，可又多麼無知！明顯地中了毒，中了「科學主義」的毒！世界衛生組織（WHO）、世界癌症研究基金會（WCRF）等權威組織不斷強調飲食對癌症防範及康復的重要意義，並不斷更新相關的癌症飲食指南，便是對這類遺毒的消解。可惜，遺毒太深，一時半刻難以根除！

如果你和一個固守傳統的西醫大夫談食療，他一定會嗤之以鼻，甚至認定你是「偽科學」、江湖醫生、不務正業。長期以來，許多醫生只是重視臨床藥物或手術治療，忽略甚至排斥飲食控制以及其他非醫學手段的治療。

除此之外，很多臨床醫生對患者該如何合理飲食，也有認識上的誤會，甚至給病人錯誤的飲食指導。

我曾經和一位專門從事腫瘤治療的西醫大夫聊起腫瘤患者的飲食問題，問：「你們是如何看待腫瘤患者特別鍾愛吃甲魚、蛋白粉，支持還是反對？」他不假思索地回答：「支持，肯定支持。只要是有營養、補的東西，我們都是支持的。」可見，臨床醫生對腫瘤患者飲食的認識有很多誤會，這還不是個別現象。這種不分何種腫瘤，一味只強調補的觀點，在臨床醫生中很普遍。

【盲目亂補的案例1】

中國廣州的一位肺癌患者在女兒家休養。患者是山東人，得了肺癌後，特地到北京某知名大醫院手術，據患者所說，給他主刀的醫生是海外留學歸國人士。治療結束後，患者問醫生：「我回家後，哪些食物能吃，哪些不能吃啊？」像所有的癌症患者一樣，病人很關心治療後的飲食。醫生的回答讓人吃驚：「回去什麼都可以吃，隨便吃，想吃什麼就吃什麼。」病人像得了聖旨一樣，很高興，回去後就開始大補起來，野甲魚、蛋白粉、雞……就像醫生所說的，想吃什麼就吃什麼。患者告訴我：「大醫院又是留洋回來的醫生，當然讓人相信了，說的會錯嗎？」誰知回去後不到一年，患者就咳嗽、咯血、下肢骨痛，回到原來就診的那所醫院重新檢查，還找原先給他治療的那位醫生，該醫生自己也沒想到，患者這麼快就出現了癌轉移。

當然，該患者病情加重轉移，有很多影響因素。但其主治醫生對其飲食營養給予的不合理指導，甚至是錯誤的指導，對其病情發展則發揮了促進作用，同時也反映了現在很多醫生對患者營養治療的漠視和無知！

防控癌症，「食物就是良藥」

要控制癌症的轉移復發，需要關注很多因素。促使它發生發展的原因很多，其中飲食肥甘就是重要因素之一。有效防範轉移復發，必須紮緊所有可能的「籬笆」，把危險因素降低到最小。**何裕民教授於臨床長期觀察中注意到飲食會促使復發轉移！**飲食是把雙刃劍，控制得好，利於恢復；不注意控制，常常猶如「踩油門」，加速復發轉移！

臨床經驗更是證明：癌症患者飲食忽略不得！忽略了常常會釀成大禍！

西方醫學之父希波克拉底有句至理名言：「不了解食物的人怎能知悉疾病？」難道 21 世紀的醫療就只能選擇藥物或手術嗎？

20 世紀初，偉大的發明家愛迪生也是一位未來學的預測家。他就曾這樣說過：「未來的醫生不再給病人藥物，而是引導病人關注人類結構、飲食的保養以及疾病的起因和預防。」有位外科醫生這樣說：「證明營養療法有效性的證據十分有力，如果現在的醫生不能成為營養學家，那麼營養學家將成為未來的醫生。」

兩次諾貝爾獎獲得者（一次生物學獎，一次和平獎）萊納斯・鮑林（Linus Carl Pauling, 1901.2.28 - 1994.8.19）對上述觀點也十分讚賞。他認為**講究食物營養，將成為未來醫學的核心之一**，許多疾病可以藉助食療以消除，甚或根治。基於此，他創立了新興的「調整分子營養學」。國外當下十分盛行的所謂「整體醫學」、「自然療法」、「營養療法」、「飲食療法」，包括腫瘤治療領域的「Genzheit」（音譯「甘澤地」，也可意譯為「整體療法」)、「環境療法」、「素食療法」等，雖不能說已登上了現代醫學科學的殿堂，卻也信奉者日多，受益者日眾，有效地減少了從心血管、腦血管、糖尿病及癌症、過敏等許多疾病的發生率及死亡率。特別是癌症，全球均有不少在放棄了其他治療方法之後，以傳統療法，尤其是食物療法取得佳效的實例。雖然，有關結論有待「循證醫學」等的進一步確認，但至少也表明「讓食物成為你的藥物」觀點之正確，包括可用於抗癌。

2012 年 4 月美國癌症學會發布指導手冊，強調「健康飲食和鍛煉可防癌症復發」，主張「癌症倖存者應重視飲食和鍛煉」，並敦促醫生必須指導患者注重飲食！

美國埃默里大學的腫瘤學家奧默．庫柯克（Omer Kucuk）研究了營養對攝護腺癌的影響，他說，大多數醫生都不給患者提這些建議，他們著重於對患者的手術、化療或其他治療。「通常他們最想不到的事就是告訴患者要注意飲食和鍛煉。」這對大多數臨床醫生（特別是西醫）和癌症患者來說，都是很有意義的！它至少強調了癌症與飲食及體能鍛煉之間的密切關係。

曾作為美國國家癌症對策制定的參與者、匹茲堡大學癌症研究所主任、公共衛生研究所流行病學教授，且是美國國家科學院環境與毒物研究會創始人及首任會長的美國著名腫瘤專家戴維斯（Devra Davis, 1946.6.7 -），在總結其一生抗擊癌症經驗體會時指出：「我們對抗癌症的努力只專注於治療方法，卻忽略了造成癌症的其他因素，這樣的做法並沒有效果。」並強調「食物就是良藥」。合理的食物可以防範癌症！這些結論，出自一位資深的流行病學家，尤其難能可貴！

醫學，特別是醫療，源於生活，依賴於生活，離不開生活。

日常生活是醫學和醫療賴以生存發展的母體和源泉。尤其是藥與食，很多情況下兩者之間界限更是模糊的。且不說很多常用藥物本即源自食物的應用與研究，只不過有所提純而已。就臨床而言，今天的不少病症，我們往往就主張可以先僅以食療為主，加以糾治或防範，絕大多數患者，也更願意接受後者。

我們在癌症防控與康復過程中也非常講究飲食療法，而且，臨床效果的確不錯，至少已有數千癌症患者受益。

其實，20 世紀 90 年代世界衛生組織所倡導的注重生活方式調整以防範包括癌症在內的各種慢性病，也隱喻著醫學與生活方式休戚相關，藥與食密切聯繫的核心思想。因此，是到了修正養生、防病、治病忽略飲食這一不恰當認識的時候了。

1-3 重素輕葷保健康

罪魁禍首：大量動物食品及蛋白質

T·柯林·坎貝爾（T. Colin Campbell, 1934.1.1 -）是美國康乃爾大學的教授，曾榮獲美國癌症研究終身成就獎，被譽為「21世紀營養學界的愛因斯坦」。他對膳食、營養與慢性病關係的研究成果引人矚目。

【坎貝爾研究的結論】高蛋白食物對癌症具有誘發性。

坎貝爾教授和助手選擇了兩組癌症的病灶細胞，第一組病灶細胞培養液裡加入20%的蛋白質，以酪蛋白為主；第二組病灶細胞培養液裡加入5%的蛋白質，也以酪蛋白為主。實驗發現第一組所培養出來的癌症病灶細胞，反應非常強烈，這說明高含量的蛋白質（酪蛋白）會促進癌症病灶細胞生長。而第二組的病灶細胞反應很弱，沒有促進癌症病灶細胞發展的能力。

坎貝爾教授及其助手研究發現，當攝入的蛋白質水平達到或超過動物生長所需的水平，就可能會導致癌的發生。透過改變蛋白質的攝入水平可以選擇性地刺激或是抑制癌的發展，這個作用與癌的啟動階段無關，與接觸致癌物的水平也無關。

在這個實驗中，所有實驗動物開始接觸的都是同一劑量的致癌物，在之後為期12週的癌促進階段，輪流給這些動物 20%或是 5%蛋白質的飼料。將 12 週的癌促進階段分成四個階段，每個階段是 3 週。第一階段是第 1 ～ 3 週，第二階段是第 4 ～ 6 週，依此類推。

在第一階段和第二階段給實驗動物 20%的蛋白質飼料後，病灶細胞團數量開始增加。但是第三階段給動物低蛋白飼料的時候，病灶細胞團的數量急劇下降。在第四階段，恢復提供實驗動物 20%蛋白質的飼料，病灶細胞團的數量重新開始上升。

另外一組實驗中，第一階段，所有動物給 20%蛋白質的飼料，第二階段給 5%蛋白質的飼料，在第二階段開始的時候，可以看到病灶細胞團的數量急劇下降。在第三階段，隨著動物重新開始接受 20%蛋白質的飼料，可以看到病灶細胞團的數量重新開始升高。證明膳食中的蛋白質對癌細胞的發育的確有非常強的促進作用。

這就清楚地告訴人們，病灶細胞的發育，可以透過不同劑量的蛋白質調節甚至實現逆轉。也進一步說明當飲食中蛋白質含量增加時，癌症細胞數量增加，反之則減少。說明**癌症可以透過飲食來逆轉**；而**動物性蛋白則是真正促發癌症最主要的元兇**。

鑒於此，坎貝爾從自己開始調整：「這樣的研究成果以及大量的支持性研究，促使我改變了飲食習慣。十五年前，我停止攝入肉食，過去六到八年，逐漸停止了包括乳製品在內的動物性食物，儘管年齡增大，但我的膽固醇一直保持良好，體型比 25 歲還要好。」

睿智者的率先示範，我們還要再猶豫嗎？

儘管上述研究結論來自動物實驗，但是對人來說也有相當重要的意義。因為成長期的老鼠和人對蛋白質的需求量，以及成年鼠和成年人維持身體健康所需的蛋白質非常接近。

對於動物性食物致肝癌的結論也得到了其他更多證據的支持。有研究分析腫瘤實驗動物的血漿胺基酸，發現合成蛋白質的胺基酸之一的酪胺酸是腫瘤生長的關鍵，減少酪胺酸，腫瘤生長就受抑制。

有研究者測定了 74 例肝癌患者和 27 例健康對照血清維生素 C、維生素 E、甘油三酯、膽固醇、高密度脂蛋白、低密度脂蛋白、丙二醛的濃度。發現肝癌患者的血清甘油三酯、膽固醇、低密度脂蛋白和丙二醛濃度都有升高；維生素 C、維生素 E 和高密度脂蛋白水平則降低。這也說明高蛋白、脂肪類食物攝入的增加，而含維生素 C 較多的蔬菜和水果攝入不足，與肝癌的發生有相關性。

另有研究證明動物蛋白能加速癌症的發生和發展。動物蛋白能使一種荷爾蒙——胰島素樣生長因子 1（IGF-1）的水平升高，而 IGF-1 是誘發癌症的危險因素之一；高酪蛋白（牛奶中的主要蛋白質）膳食則使更多的致癌物進入細胞，致癌物衍生物結合在去氧核醣核酸（DNA）上，使得細胞突變為原癌細胞的可能性大增；這些細胞活性一旦啟動，就會形成腫瘤。

除此之外，**大量的研究進一步證明攝入過多的動物蛋白，特別是乳製品的攝入，與多發性硬化症有關**。而膳食干預的研究反過來證實，合理膳食能有助於推遲，甚至阻止多發性硬化症。

人群研究證明，攝入過多的動物性蛋白，會加劇人體尿液中鈣的流失，骨質疏鬆發病率會增加。

2012 年初，我曾舉辦「生了癌，怎麼吃」講座。結束後，接受某報記者採訪，記者聊起了同事的父親。該患者在 2011 年 11 月查出患了肝癌，並不是很嚴重，患者身體情況也可以。後來患者住院，一開始情況不錯，但是不到一個月就撒手人寰，讓人很驚詫！後來得知，該患者由於求治心切，加上經濟條件良好，故醫院天天給他掛的就是二千多元的蛋白素，誘發肝昏迷後很快便死亡了。

癌症患者中，諸如此類由於亂補蛋白質出的問題，甚至危及生命，臨床上太常見了！值得臨床醫生、患者及家屬深思。

湯釗猷教授是享譽國際的肝癌專家，任中國工程院院士，曾獲得中國醫學科學獎等，他在其專門討論肝癌的科普著作《消滅與改造並舉》（上海科學技術出版社，2015 年 3 月 1 日二版）中，就明確指出：臨床查房時常常看到家屬給患者補蛋白粉及大魚大肉等，他通常會加以勸說阻止。在書中他還說「不少家屬常給患癌症的家人用點補品，其中就有胺基酸，我歷來是不贊成的。」何裕民教授則在《癌症只是慢性病》（上海科學技術出版社，2014 年 4 月三版）書中強調：對於癌症患者來說「飲食習慣是不可忽視的小節」，應該「讓食物成為抗癌藥物」，特別指出：「濫補無益」、「飲食的『過』與『不及』均為害」、「癌症患者別亂用蛋白，別亂補！」等。

他們都是資深的臨床腫瘤專家，想必一定看多了這類教訓，才會出此肺腑之言！這些都是他們多年的經驗及研究結晶，值得高度重視！

素食者較少罹癌？

研究顯示，出家人罹癌的比率較低。何裕民教授曾經分析過這種現象，一方面認為與其長期念佛和誦經，保持清淨寧和的心態有關；另一方面則與其長期素食也有密切的關聯性。

科學家們則對此進行了大量研究。如英國研究人員在對飲食習慣與癌症關係的研究顯示，素食者患血液型癌症的機率比肉食者低 45%，而患實體癌瘤的機率也要比後者低 12%。英國研究人員對 6.1 萬名英國男女進行了長達 12 年的追踪調查。研究期間，有 3,350 人被診斷出癌症，其中有 68%的人是肉食者，22.5%的人是素食者，9.5%只吃魚不吃肉。換算後，素食者患胃癌、膀胱癌等實體癌症和血液型癌症的機率都要遠遠低於肉食者。

英美科學家聯手研究還發現**素食者與非素食者腸道內的微生物菌群明顯不同**，當人的消化液與上述腸道微生物作用時，所產生的化學物質也不盡相同，這可能是非素食者更易患癌症的原因之一。

蘇格蘭科學家研究發現，多吃蔬菜和水果，可攝入大量的水楊酸，素食者血液中水楊酸含量較高，而水楊酸能降低素食者患心臟病和癌症的風險。

不僅如此，宗教典籍中也有諸多關於食肉有害的論述。相傳二千五百年前釋迦牟尼所留下的許多佛經中，便指出了食肉的弊端。如《楞伽經》中，指出肉食有 18 種害處，除了從因果報應和慈悲善心的角度來論述外，其危害還涉及對身心健康不利影響。例如「不淨氣分所生長故，不應食肉」、「凡愚所嗜，臭穢不淨，無善名稱故，不應食肉」、「令口氣臭故，不應食肉」、「多惡夢故，不應食肉」、「令飲食無節故，不應食肉」。

其他宗教也大同小異。如《舊約・創世紀》中上帝說：「我把遍地上一切蔬菜，和一切樹上所有的果實，全賜給你們做食物。」「但是動物的肉與血你們不得吃！」也許，現代人普遍吃肉，就像亞當和夏娃偷吃禁果一樣，由此會帶來災難。

儒家《孟子・梁惠王上》曰：「君子之於禽獸也，見其生，不忍見其死，聞其聲，不忍食其肉，是以君子遠庖廚也。」

希臘哲學家布魯塔克（Plutarch, c. AD 46 - AD 120）說：「我想到就覺得很震驚！到底是什麼樣的慾望讓人類開始吃死屍肉！又是什麼樣的動機，造成人類非要用動物的肉來養肥自己不可。想想看，不久之前你還聽到這些動物哀號、咆哮、踱步，並看到牠們注視著你。」

綜上所述，幾大宗教的創始者都不主張世人吃肉，他們大多出於仁慈悲憫之善心，佛教則還加上因果報應、污染不淨，身心不安和增長貪欲等。哲學家、思想家柏拉圖和塞內卡則明確指出肉食和疾病瘟疫流行及環境污染之關聯性。

可見，素食不僅僅是教徒的宗教性行為，也不只是環境保護主義者的偏激行為，而是超越宗教、超越種族、超越地域、超越文化的一種健康生活方式。

為什麼癌症危害台灣、印度差異這麼大？

同樣是人口多、快速發展中的國家，印度的癌症發病率、死亡率都要比台灣低得多。

台灣癌症發病率，從 2012 年的粗發生率資料來看，國人每 10 萬人中約有 415 人被診斷為癌症（男性 458.8 ／ 10 萬，女性 370.6 ／ 10 萬），即每 233 位國人就有 1 人罹癌[2]；而癌症死亡

2　衛生福利部國民健康署，〈民國 101 年癌症登記報告〉，2015 年 4 月 14 日。

率，依 2014 年標準化死亡率分別為每 10 萬人口中約 197 人死於癌症，占總死亡人數的 28.3%，且男性為女性的 1.8 倍（男性 168.8 ／ 10 萬，女性 94.9 ／ 10 萬）。[3]

而有印度學者對其國家同一時期具有代表性區域的死亡原因進行評估：隨機選擇 6,671 個地區 110 萬個家庭 122,429 個死亡案例中，有 7,137 例死於癌症，只占總死亡人數的 5.83%。與 2010 年印度全國 556,400 例癌症死亡（在總死亡中所占）比率一致。年齡標準化後，印度每 10 萬人群癌症死亡率在農村和城鎮地區相近（農村地區：男性 95.6 人／ 10 萬，女性 96.6 人／ 10 萬；城鎮地區：男性 102.4 人／ 10 萬，女性 91.2 人／ 10 萬）。

可見印度的癌症發病率、死亡率都遠遠低於台灣！

如此差異，主因何在？下列數據也許能夠說明問題。據台灣永續能源研究基金會資料指出，台灣人其實很愛吃肉，每年每人肉類食用量達 77.1 公斤，高於中國的 60.8 公斤，日韓皆低於 40 公斤，台灣肉類攝取量直逼美國、德國。[4] 另，台灣動物社會研究會主任陳玉敏指出，衛福部每日飲食指南建議，成人每天最多僅需攝取 2 份、約 70 克的肉類，以國內 2,300 萬人口的建議攝取量換算，每年肉類約需 58.77 萬噸，但據農委會統計，2014 年國內豬、牛、羊、雞、鴨、鵝、火雞的屠宰量，總計達 3 億 8,000 萬隻（不包括進口肉品），總重量逾 148 萬噸，是建議攝取量的近 3 倍。[5] 而印度人平均一年消費量僅為 2.6 公斤，與台

---

3 衛生福利部，〈103 年國人死因統計結果〉，2015 年 6 月 17 日。

4 中央通訊社，〈台灣人愛吃肉 每人每年 77 公斤〉，2010 年 3 月 28 日，最後瀏覽日期：2016/1/19。

5 自由時報，〈國人愛吃肉 一年豬糞水可填 2 ／ 3 座台北 101〉，2015 年 9 月 9 日，最後瀏覽日期：2016/1/19。

灣相比，印度肉食消費量極低。

不僅如此，印度教規也對人們的食肉行為給予了約束。印度教規創始人瑪奴說：「人無法不傷害生物而得到肉食，一個傷害有知覺生物的人，將永遠得不到天佑。所以避開肉食吧！」印度教在印度至今流行甚廣，影響巨大。

被印度人尊稱為「國父」的「聖雄」甘地就曾經對人們嗜食肉類給予了猛烈的抨擊。他說，一個國家偉不偉大、道德水準高不高，可以從其對待動物的方式評斷出來。因此，印度仍然是世界上肉食消費最低的國家之一。

這些，還不足以說明本質根源所在嗎？

古今名人的垂範

近年來，城市中經濟條件比較好且更注重養生者中，很多人開始注意飲食健康問題，少吃肉，多吃一些對健康有益的蔬果等。隨著人們健康飲食意識的提升和健康食物的推廣和宣傳，崇尚植物性食物的人群越來越多。

如果用「紅」來形容動物性食物，「綠」來形容植物性食物。那麼，似可引用南宋「易安居士」李清照這位清麗溫婉的女詞人的名句來比喻這一可喜的變化：「知否，知否，應是綠肥紅瘦？」

素食文化的崛起，大有返璞歸真，重回大自然原生態之勢。因此，可以毫不誇張地說：偏素飲食風潮將是未來健康時尚的主旋律。

其實，偏素食之風古已有之。

凡是偉大的文明，無不和貪吃作正面的抵抗，以圖提升國民的身體素質。

以西方為例，古希臘第一位卓越的素食思想者、哲學家畢達哥拉斯（約生活在公元前 6 世紀末期），被稱為西方的素食主義之父。畢達哥拉斯是人類思想史上熠熠生輝的著名學者，思想光輝一直澤被後人。他認為動物也是有靈魂的，因此主張避免傷害動物，也不要吃動物的肉，以植物性食物代之，並以此來要求他的弟子們。

畢達哥拉斯認為：「只要人不停止摧殘低等級的生靈，他就永遠得不到健康與和諧。只因為人類大規模地屠殺動物，所以他們也將互相殘殺。播種殺戮和痛苦的種子是絕對不可能收穫愛和歡樂的。」

畢達哥拉斯的道德規範起初作為一種哲學倫理流行於公元前 490 年至前 430 年，旨在創造一種包括禁止殺生在內的普遍適用之法律，以禁止粗暴的流血，特別是動物祭祀，以及倡導「永遠不吃肉」。

直至 19 世紀「Vegetarian」（素食者）一詞被創造出來之前，「畢達哥拉斯派」一直是「素食」在歐洲的代名詞。

【總統們的故事】

美國前總統柯林頓原先是甜食和油炸食品愛好者，喜歡吃漢堡、牛排、墨西哥風味雞肉捲、燒烤、炸薯條等，2004 年他接受了心臟繞道手術。此後，他決心澈底改變飲食習慣，杜絕高卡路里、高膽固醇食物，轉向「大豆漢堡」等素食為主。為此，柯林頓公開宣布：他已變成「一個素食主義者」。他的目標是：避免吃任何可能對他的血管造成傷害的食物。他的膳食和醫學顧問等都同意他以植物為主的膳食，認為這甚至能夠幫助他（在一定情況下）治癒心臟病。

堅持素食若干年後，伴隨著長達二十年的飲食結構改變，讓這位前總統感覺到「前所未有的健康」。

與柯林頓類似的還有俄羅斯前總統葉爾欽，他因心臟病等重病在身，到中國大連療養。期間他接受了中國大夫建議，借助中醫學及中國飲食，病情大有改觀。令世人嘖嘖稱奇！

其實，柯林頓、葉爾欽等前總統們的改變，不僅是一個自我保健的好榜樣，且昭示著一種**世界性的健康飲食新趨勢：以粗纖維、雜糧及水果、蔬菜為主的飲食，控制高糖（高卡路里）、高脂肪、高蛋白（特別是動物蛋白）的攝入**。

如此，不只是可以防範心臟病、高血壓、糖尿病等，並有助於防備發病率高的多數癌症，因為這些癌症同樣是飲食過度「惹的禍」！

Chapter 2

抗癌飲食的十項清規

Ⅰ. 食物雜而多樣化，飲食適可而止。
Ⅱ. 全穀類飲食更健康。
Ⅲ. 增加豆類攝入，達到抗癌目的。
Ⅳ. 多吃天然蔬果才能增加抗癌因子。
Ⅴ. 抗氧化才是抗癌的關鍵！
Ⅵ. 增加粗糧纖維是抗癌的重要保障。
Ⅶ. 補足微量營養素至關重要！
Ⅷ. 適量攝入維生素很重要。
Ⅸ. 抗癌必須管好嘴！
Ⅹ. 經常食素極必要。

2-1 食物雜而多樣化

「五穀為養，五果為助，五畜為益，五菜為充」

根據數千年飲食文化歷史的梳理，中華民族傳統的膳食結構提倡食物來源多樣化，以適合人類消化道生理結構和人體全面營養之需要，並提倡不同營養成分食物之互補，做到全面膳食。

所謂全面膳食，是要求日常飲食盡量注意做到多樣化，食品宜廣而雜；要講究葷素食、主副食、正餐和零散小吃，以及食與飲之間的合理搭配和平衡。食物的種類多種多樣，所含營養成分也各不相同，只有做到全面膳食，合理搭配，才能使人體獲得各種不同的營養，以滿足生命活動的需求。

其實古人早就強調了全面膳食的重要性。《黃帝內經》認為飲食有五味之別，欲借飲食調養身體，促進康壽，首先應注重五味調養，做到全面膳食。

如《素問·臟氣法時論》指出：「五穀為養，五果為助，五畜為益，五菜為充，氣味和而服之，以補益精氣。」

《素問·五常政大論》曰：「谷肉果菜，食養盡之」，不僅指出日常飲食應包括各種食物種類，還闡明了各類食物在日常飲食中所占的地位。糧食穀物、畜肉禽蛋、蔬菜水果等在膳食中都應有適當的比重，但以穀物等糧食為主，肉類為輔食，蔬菜、果品為補充。故雜食的重要性不言自明。可以說，這是提倡全面攝取膳食營養的最早記載。即使在今天，都有積極的指導意義。

什麼都吃，適可而止

雜食就是全面攝取身體必需的各種營養素，這也是現代營養學的中心思想。

我們在雜食的基礎上還要注意每種食物都不能吃太多。飲食單一，營養供給就不平衡，滿足不了需要。

其次，每種食物都擁有自身的「性（寒、熱、溫、涼、平）」和「味（辛、甘、酸、苦、鹹）」，進入體內後則發生不同的作用，如體質偏寒者不宜多食寒物，體質偏熱者不宜多食熱性食物等。若飲食有所偏嗜，則會導致人體臟腑功能失調。故理想的個體營養調整還應根據每個個體的體質偏寒偏熱、五臟偏強偏弱等作出適當的微調。

◆第 1 項清規：食物雜而多樣化，飲食適可而止。

2-2　全穀類飲食更健康

不吃三白

相比其他的慢性疾病，癌症給人們帶來的恐慌更大。很多人都「談癌色變」。但實際上，很多癌症的發生、發展都與人們的日常飲食有關。

膳食、營養作為環境因素的一部分，與其密切相關的癌症就占35%左右。

從營養學角度來說，食物加工過於精細也會導致癌症的發生。現在坊間流行一句話：不吃三白（即不吃白米、白麵、白糖）。

中文字是智慧的符號，糟粕的「粕」，是「白」和「米」的組合。老祖宗似乎在告訴我們：精白米是渣，精華其實都在米糠裡。

哈佛醫學院針對3.8萬名女性所作的調查顯示，吃含有高糖分的食物，會讓血糖迅速升高，從而增加了患大腸癌的風險。而這些問題食品主要就是白麵包、精米及含糖糕點。

丟精留渣的精製穀物

現在生活條件好了，人們越來越喜愛口感好的白米、白麵等精製穀物做成的食物，或許我們已習慣了吃白米！可是經過精製的穀類中，很多營養素（精華）都被移棄在米糠裡了，真可謂「去精取渣」！

看看穀類的結構圖，由此了解穀類營養素的分布情況。

穀類的外層是穀皮層、糊粉層和胚芽部分，內部是胚乳部分。穀皮裡，主要含有纖維素、半纖維素、礦物質、脂肪等營養成分。糊粉層主要含有維生素B群、磷等礦物質；胚芽部分含有脂肪、蛋白質、礦物質、維生素B群和維生素E等營養成分。而胚乳部分的主要營養成分就是澱粉和少量的蛋白質。我們發現穀類的營養成分主要分布在穀皮層、糊粉層和胚芽這些外層部分，而胚乳部分的主要作用就是提供能量。

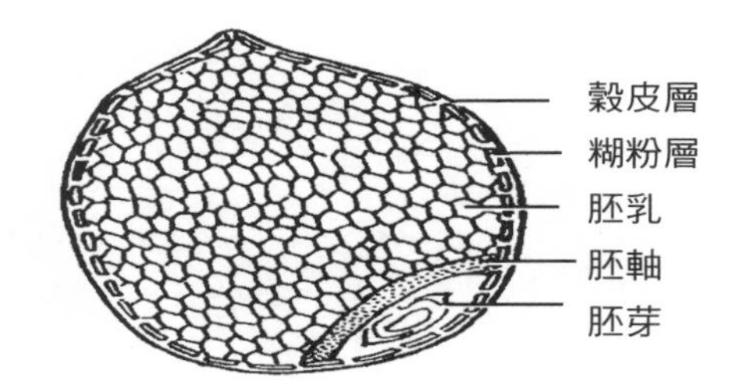

◀ 穀類結構圖。
小麥粒的情況也類似。

	胚乳（占穀粒重83％）	穀胚（占穀粒重2.5％）	穀皮（占穀粒重14.5％）	整　粒
水分	13.0	12.5	12.5	14.5
蛋白質	10.5	35.7	16.4	11.0
碳水化合物	74.3	31.7	43.6	69.0
脂肪	0.8	13.1	3.3	1.2
灰分	0.7	5.7	6.0	1.7
纖維素	0.7	1.8	18.0	2.6

▲ 小麥粒各個部分的化學組成（％）

可見，精製過程則把主要存在於穀類外層部位的營養素幾乎全部丟了。

全穀類飲食，值得肯定

新近，歐美多地掀起了全穀類飲食風潮，值得肯定。

研究證實，世界上傳統膳食以穀類為主的人群，例如在亞洲和某些非洲地區的人群，他們患大腸癌危險性較低。

有研究者透過動物實驗表明了複合澱粉性膳食可減少結腸細胞增生，並抑制異常腺窩病灶（Aberrantcryptfoci, ACF）及腫瘤形成。

另有研究人員分析了全穀食物及精製穀物對結腸直腸癌的影響，結果發現全穀食物與癌症危險減少有關，而且對大腸癌的作用比對直腸癌的作用更強。

◆第 2 項清規：全穀類飲食更健康。

2-3　豆類攝入：增加保護因素

多加食用豆類

大豆種類很多。根據豆類含有的營養素不同，又可分為兩大類：一類是富含蛋白、脂肪的大豆類，以黃豆為代表，還包括黑豆和青豆等；大豆類是植物性食物中蛋白質含量最多的。大豆（黃豆、黑豆、青豆）含有35%～40%的蛋白質，15%～20%的脂肪，25%～30%的碳水化合物。大豆蛋白質是優質植物蛋白，且富含穀物中較為缺乏的酸胺酸；大豆和穀類一起吃，可提高穀類蛋白的營養價值。故大豆類是穀類蛋白質的理想胺基酸補充品。

大豆不僅富含營養價值較高的蛋白質，且鈣、磷和硫胺素的含量也很豐富，所含核黃素是植物性食品中含量較高者。大豆所含的油脂中，不飽和脂肪酸高達85%（亞油酸達50%以上）；且大豆油的天然抗氧化力較強，是較好的食用油。

另一種豆類則以碳水化合物含量高為特徵，如綠豆、紅豆、豌豆、蠶豆等，蛋白質含量通常約為20%左右，脂肪含量甚微，碳水化合物與穀類近似，其餘營養素近似大豆，在植物性食物中營養價值均較高。

大豆：女性健康保護神

幾乎天天有女性患者（特別是乳癌、卵巢癌患者）問同樣的問題：大豆能不能吃？大多數患者不敢吃，原因據說是大豆裡面有異黃酮，有雌激素作用。此說傳播甚廣，必須做出說明！應該明確地說，此說誤也！此乃望文生義，只知其一，不知其二！

的確，大豆富含異黃酮，異黃酮具有雌激素的作用，這是定論！但它只是與體內雌激素有相似結構，能夠與雌激素受體結合，表現為「類雌激素」活性和抗雌激素活性。因此，大豆異黃酮又稱植物性雌激素，以區別於動物性雌激素。

研究證實，大豆異黃酮可抑制癌細胞生長，對癌症患者，大量食用含有異黃酮的大豆，可控制癌細胞發展，減少死亡。大豆中的植物性雌激素可預防乳癌和攝護腺癌的發生。動物實驗表明，經常食用大豆及其蛋白質，能使乳癌發病率減少一半。中國太行山區人群調查還發現，經常食用豆製品的人群患食道癌、胃癌的機會也比少吃或不吃大豆者要低 3 ～ 4 倍。

除癌症防範之外，大豆與女性健康還有著其他密切關係：包括能夠彌補 30 歲後女性雌性激素相對不足缺陷；促進陰道細胞增生，防止陰道乾燥；延遲女性衰老，使皮膚保持彈性等等。

正因為如此，所以，大豆被譽為「女性健康保護神」。

豆製品可抗癌

豆製品包括發酵製品和非發酵製品。發酵豆製品，如豆豉、豆腐乳、醬油等；非發酵豆製品包括豆腐、豆皮、豆漿、豆芽等，它們都有各自的營養價值。

現代研究發現豆製品含有多種抑癌物質及豐富的優質植物蛋白質，對胃有保護作用，能減少致癌物質與胃黏膜的接觸。大豆膳食纖維是天然抗癌劑和抗誘變劑，可透過誘導人體免疫系統的活力，殺滅致癌性病毒而達到抗癌的目的。

◆第 3 項清規：增加豆類攝入，達到抗癌目的。

2-4　蔬果：飲食中的抗癌因子

學會多食蔬果

大量的相關研究表明，增加植物性食物在膳食中的比例，特別是蔬菜和水果的攝入，可以良好地防治富貴病，包括各種因為富營養而滋生的癌症，可阻斷其發生，延緩其發展。故蔬果被稱為抗癌因子。

對二百多項的流行病學研究結果進行整合分析後證實，大量食用蔬菜和水果，可預防人類多種癌症。通常攝入蔬菜和水果量大的人群，遠較攝入量低的人群癌症發生率要低，甚至低 50% 左右。

美國的《腫瘤流行病學、生物標記和預防》（*Cancer Epidemiology, Biomarkers & Prevention*）雜誌曾公布了一項令菸民們振奮的研究結果：在食譜中增加多種蔬菜和水果可降低患鱗狀細胞肺癌的風險（肺部鱗狀細胞癌 80% 因吸菸所致），故對吸菸者效果更為明顯。

2007 年，有學者對蔬果食品對預防化療患者便祕的效果進行觀察。在試驗期，被觀察的肺癌、乳癌、淋巴瘤、卵巢癌等患者都給與一定量的蔬菜、地瓜、雜米粥和各種水果，發現觀察組便祕發生率顯著低於對照組。

有研究者就葷、素膳食與消化系統癌症的關係，在兩個典型膳食人群中做了近二十年的回顧性流行病學調查，發現蔬果組的胃腸腫瘤患病率明顯低於葷食組。

六大營養素外的豐富保健成分

或許很多人會疑惑，蔬果裡到底是哪些成分發揮了防癌抗癌作用呢？可以說，蔬果是人類營養大寶庫，含有人體所需的各種成分，不僅含有目前人們研究已證實人體所需要的六大營養素（特別是水分、維生素、礦物質和膳食纖維含量豐富），而且還含有很多植物化學物質，如類胡蘿蔔素、植物固醇、皂素、多酚、單萜類和植物性雌激素等。這些物質雖屬於非營養素成分，但對健康卻具有多方面益處，如抗癌、抗微生物、抗氧化、免疫調節和降低膽固醇等，而且這些有益成分是動物性食物中不存在的。

種類繁多，各顯神通

現代研究證實，多酚類物質具有抗癌、抗微生物、抗氧化、抗血栓、免疫調節和調節血糖等多種作用。多酚中的類黃酮主要存在於水果和蔬菜的外層及整粒的穀物中，如萵苣的綠葉中多酚的含量就特別高。新鮮蔬菜中的多酚含量可高達 0.1%，而且隨著蔬菜的成熟而增高。

硫化物（包含所有存在於大蒜和其他球根狀植物中的有機硫化物）同樣具有多重保健功能，如抗癌、抗微生物、抗氧化、抗血栓、免疫調節、抑制炎症過程、調節血糖和促進消化等多種作用。

大蒜集 100 多種藥用和保健成分於一身。其中的主要活性物質是氧化形式的蒜素，蒜素中的基本物質是蒜苷。當大蒜類植物的結構受損時，蒜苷在蒜胺酸酶的作用下形成蒜素。新鮮大蒜中蒜素的含量可高達 4 克／公斤。後者的保健功效突出且廣泛，包括抗氧化、抗癌等等。

有研究發現植物固醇與皂素都能使結腸細胞增生消失。還有一些研究表明，大豆中的皂素可以增強動物的免疫功能，抑制腫瘤細胞去氧核醣核酸（DNA）合成，延緩人上皮癌細胞與子宮頸癌細胞的增殖。

可以說植物化學物與維生素、礦物質和膳食纖維一樣，都是蔬菜和水果中發揮抗癌作用的重要成分，且以目前的研究能力及水準，人類還很難區分蔬菜和水果中每一種成分在降低疾病危險性中究竟有多大的作用。

維生素片，代替不了蔬果

很多人也深知蔬果的保健作用，但限於工作繁忙，飲食調理失當，加上認知偏差，迷信科技，往往造成蔬果攝入不足。寄望透過吃大量的合成維生素／礦物質營養品來補充蔬果膳食的不足。因此，常見到有人吃著五顏六色的各種維生素補充品。

但維生素片可以代替蔬菜和水果嗎？答案絕對是否定的！

營養必須考慮整體，而非單一，大多數的維生素人體是無法合成的，必須從食物中攝取。且合成維生素與存在於蔬果中的，並非一回事（很多宣傳只是廠商的廣告噱頭）；各種維生素營養品也不能取代完整的食物來提供營養。

更有越來越多的科學研究證實大量攝取合成類維生素營養品，不但沒有益處，甚至可能對身體造成負面的傷害。所以，多吃天然的蔬菜和水果才是合理搭配膳食的明智之選！

◆第 4 項清規：多吃天然蔬果才能增加抗癌因子。

2-5　抗氧化營養素：抗癌奇兵

抗癌的關鍵：抗氧化

在癌症發生過程中，人體的氧化產物——「自由基」扮演著重要角色。一些致癌物（如苯并芘、黃麴毒素、重金屬、防腐劑等）會誘使體內產生大量自由基；它一旦產生，則容易攻擊去氧核醣核酸（DNA）或核糖核酸（RNA），造成細胞突變、破壞抑癌基因的表現，誘致細胞癌變並加速其成長。故抗氧化是抗癌的關鍵。

一些食物中含有天然的抗氧化營養素，如維生素 C、維生素 E 和硒等。這些抗氧化營養素可有效地清除過量的自由基，降低基因突變的概率，從而間接地達到抑制細胞癌變的功效。此外，它們還可以保護和維持免疫功能完整性，避免癌症的侵犯；亦可保護抑癌基因的表現，抑制癌症的轉移。

抗氧化的天然維生素 E

天然的維生素 E 是一種具有抗氧化作用的脂溶性維生素。流行病學研究顯示在維生素 E 不足的人群中，唇癌、口腔癌、皮膚癌、子宮頸癌、胃癌、大腸癌、肺癌的發病率都有增加趨勢。

肝細胞癌變是多階段、多步驟、多因素所致的複雜過程，維生素 E 能增強微粒體上酶蛋白的合成和氧化酶的功能，它的含量不足可引起肝細胞損傷、壞死等多種病變，加速癌變進程。有研究發現肝癌變過程中維生素 E 含量顯著減少而總 RNA 水平顯著升高，這種改變可能與體內氧化／抗氧化系統的失衡有關。

缺乏維生素 E 的症狀一般表現為肌肉萎縮、頭皮髮乾、頭髮分叉等。自然界中，在植物油、核桃、花生、瓜子、瘦肉、蛋類、麥芽及深綠色的蔬菜中，均富含豐富的維生素 E。

保護性作用的維生素 C

維生素 C 是抗氧化效果顯著的水溶性維生素，屬於保護性維生素。瑞士專家認為，體內這類保護性維生素少的人，易受癌症侵犯。維生素 C 能鞏固和加強人體的防禦能力，使癌細胞喪失活力，並可預防消化道腫瘤（如食道癌和胃癌等）的發生，維生素 C 缺乏者罹患食道癌、胃癌的危險性可分別增加 2 倍和 3.5 倍，還易患感冒、皮膚易出血、傷口不易癒合等。

研究者曾對「維生素 C 對預防亞硝胺導致白老鼠肝癌的作用」進行了研究。發現補充維生素 C 可以減弱亞硝胺對白老鼠肝臟的影響，降低肝癌的發生率。另有學者認為補充維生素 C、維生素 E 等抗氧化劑者，很少發生肝癌，並認為維生素 C 防癌的機制是能還原肝微粒酵素、維護肝微粒酵素功能，而後者可將黃麴毒素代謝為無致癌性產物。體外研究也表明維生素 C 能夠抑制肝癌細胞增殖，誘導分化，並逆轉惡性表現型。因此腫瘤患者平時應多吃富含維生素 C 的食物來調理身體，如芥藍、西蘭花、草莓、鮮棗、山楂、辣椒、番茄或藍莓等。

有機硒可抗癌

實踐證明，有機硒有抗癌作用。有人曾做過「硒阻斷黃麴毒素誘發白老鼠原發性肝癌」的實驗，結果表明服硒組動物的肝癌發生率為 23.5%，而不服硒組的動物則為 64.7%，提示有機硒具有較明顯的抗肝癌作用。

20 世紀 70 年代始，流行病學研究已證實硒的攝入量與大腸癌的死亡率呈反比。有學者研究發現，在大腸癌病變的動物實驗中，硒的複合物可以抑制腺瘤的發展進程。

所以腫瘤患者在日常飲食中，不妨適量食用一些富含硒的食物，如海產品；各種塊莖類蔬菜，如洋蔥、馬鈴薯和芋頭等。

其實這些具有積極防癌抗癌作用的抗氧化營養素本身就存在於各種食物中。通常我們只需要均衡飲食，注意食物的合理搭配，完全可以從食物中攝取所需且足夠的抗氧化營養素，並令其充分發揮抗氧化作用；故一般並不主張另外服用合成片劑等。

可以說，食物就是最好的防癌抗癌藥！

◆第 5 項清規：抗氧化才是抗癌的關鍵！

2-6　增加粗糧纖維，防癌抗癌

膳食纖維存在於蔬菜、水果、穀物等植物類食物中，主要分成不溶性纖維（如木質素、纖維素、半纖維素等）和可溶性纖維（包括果膠、樹膠和膠漿等），它們都對腸黏膜有一定的保護作用。

精細飲食，廢物久滯腸道

隨著生活水準的提高，人們越來越喜歡精細飲食，但加工過程常常導致纖維素丟失，從而攝入過少。人體雖不能消化吸收纖維素，但纖維素會縮短食物殘渣在腸道內停留的時間，促進廢物及致癌物的及時排出，減少大腸癌發生的概率。有研究顯示，食物通過大腸的時間，與大腸癌的發病率息息相關。當膳食分別以肉食為主和以高纖維食物為主時，它通過整個消化道的時間前者大約是後者的 4 ～ 5 倍，這就導致了廢物在腸道的長久壅滯，加重了腸道負擔，更易於誘發癌變。

膳食纖維攝入多，大腸癌發病率低

至於膳食纖維抑制腸癌發生的研究，已有大量的實驗結果和流行病學調查結論證實。

英國醫學研究委員會的專家透過對比歐洲 10 個國家 519,978 人的飲食習慣和大腸癌的發病率後，發現膳食纖維的攝入量和大腸癌的發病呈反比，且膳食纖維對左半側結腸的保護作用最大，而對直腸保護作用較小；但和膳食纖維的來源無關。

歐洲一研究機構收集了 51.9 萬人的膳食資料，分析他們攝取纖維素的狀態與罹患大腸癌關係的數據，按照攝入量多少排序。發現其中攝取膳食纖維最多的前 20% 人群，每天膳食纖維攝入量平均約 34 克；而攝取最少的後 20% 人群，每天攝入量約只有 13 克左右。結果攝取膳食纖維最多的人群罹患大腸癌的機率比最少的人群低 42%。

對於膳食纖維降低大腸癌發病率的機制，有學者認為膳食纖維有增加排便量、稀釋致癌物質、黏附二級膽酸、吸附腸腔內潛在致癌物質並帶出腸道、降低糞便 pH 值、改善結腸內的菌群結構等的功效。這些都降低了大腸癌發病的可能性。進一步研究還顯示，纖維食物在腸道內的發酵和結腸內細菌利用澱粉產生的短鏈脂肪酸（醋酸鹽、丁酸鹽、丙酸鹽）等，也都有防癌抗癌的作用。

近年來，坊間掀起了吃粗糧的風潮，對此值得肯定。而其道理，主要就是減少了精糧中膳食纖維的丟失，增加了粗糧的纖維，從而可以防病抗癌。

◆第 6 項清規：增加粗糧纖維是抗癌的重要保障。

2-7　至關重要的微量營養素

你所不知的微量營養素

眾所周知，人體需要六大營養素：水、蛋白質、脂肪、碳水化合物、維生素和礦物質。其中，人體對水、蛋白質、脂肪、碳水化合物需求量較大，它們被稱為宏量營養素；而對維生素、礦物質的需求量較少，這些被稱為微量營養素（Micronutrients）。研究發現，缺乏某些微量營養素會導致癌症發生。

微量營養素	缺乏與癌之發生	含量較豐富的食物
鋅	鋅的缺乏可能與食道癌的發生有關。據調查，食道癌患者血中鋅的含量普遍較低，患者頭髮中鋅的含量也較常人為低。	粗加工的穀類、豆類、魚、蛤、牡蠣等。
銅	銅的缺乏與缺鋅引起的情況相似，食道癌發生率高的區域其土壤、糧食及人血清中含銅量也偏低。	扁豆、白蘿蔔葉、黃豆、大白菜等。
鎂	富含鎂的膳食已被證實可減少女性大腸癌的發病風險。每天約吃 130 克熟菠菜就可提供身體所需的鎂營養素。	菠菜（熟）、粗糧、黃豆、蠶豆、堅果、芹菜、葡萄、香蕉、香菇、紫菜等
維生素 D	有研究者發現，乳癌患者體內的維生素 D 含量往往較低，而且體內缺乏維生素 D 的乳癌患者死亡率相對較高。	魚肉、牛肉、豬肝和雞蛋黃等。此外，經常晒太陽可以促使身體合成更多的維生素 D。

維生素 A	維生素 A 對上皮細胞的正常分化有著重要作用，它可改變致癌物的代謝，促進癌細胞的退化，促使正常組織恢復功能；還能幫助化療病人降低癌症的復發率。有研究發現，缺乏維生素 A 可能誘發上皮細胞癌變，增加胃腸道腫瘤和攝護腺癌的發病可能。	雞、羊、牛、豬肝臟、蛋黃、魚肝油、豆筴類蔬菜等。
維生素 B2	維生素 B2 缺乏會導致亞硝胺的代謝改變，促進食道上皮增生，導致食道癌發生。	動物肝和心、雞肉、大豆、黑木耳等。
維生素 K	維生素 K 能透過促使表皮生長因子（EGF）磷酸化，從而抑制腫瘤細胞的生長。有學者對肝癌的癌細胞進行檢測發現，癌細胞中維生素 K1 和維生素 K2 的含量明顯低於非癌細胞。	菠菜、甘藍、萵苣、花椰菜等綠葉蔬菜，以及牛肝、魚肝油、蛋黃、海藻等。

補鈣，要說愛你不容易

鈣對防治某些癌症也有積極的作用。達特茅斯醫學院經過 5 年實驗研究，發現連續 4 年補充鈣質（每天 1,200 毫克）能使患結腸息肉的比例下降 36%。美國學者研究發現，攝入高鈣者比低鈣者大腸癌發生率顯著降低，間歇性攝入高鈣飲食，可減弱離子化脫氧膽酸、脂肪酸、亞油酸鹽和油酸鹽的促進細胞分裂作用，每日攝入 1.5 ～ 2 克鈣，可使大腸癌高危險人群結腸黏膜細胞 DNA 的合成顯著減少。有研究者將 930 名具有結腸腺瘤史的病人隨機分為兩組，一組每天服用 3 克碳酸鈣，另一組空白對照，每年隨訪。1 ～ 4 年後發現前者腺瘤發展顯著延緩，且在高鈣飲食開始一年後即表現出防護作用，說明鈣在大腸癌變的過程中可及時發揮抑制作用。

但我們在臨床中又發現多例大劑量口服鈣片後，出現多發性腸壁上的鈣化灶，並誘發了腹痛、腸黏連等的案例。

【盲目亂補的案例 2】

卵巢癌患者的施女士，病情控制得不錯，已經康復 6、7 年。康復後投身某著名直銷公司，做維生素及鈣片直銷，由於下線太少，囤貨太多，她就瞞著何教授，大量吃維生素及鈣片，心想反正是好東西，多吃當補無妨。

結果，一次體檢發現腹腔內滿是鈣化灶，且老是肚子隱隱作痛，尿液中維生素 C、維生素 B1 的含量超標嚴重，何教授就一直追問她吃了什麼，她支支吾吾地說出實情。因為她知道何教授不主張盲目亂補這些東西！結果被何教授批評一頓後，表示不吃了，但為時已晚。不久，莫名其妙地出現腸阻塞，腹部劇痛。各種治療措施無效，最後不明不白地死於非癌（非命），死因不明。而她原本並沒有腸黏連等徵兆。

沒有確鑿證據顯示鈣片真的增加體內鈣的充分利用。因此盲目補鈣片，並不是好辦法。以我們的經驗來說，鼓勵多晒太陽，加強活動，適當服用在體內可促進鈣合成的維生素 D，是個不錯的主意。

因地制宜話碘劑

研究證實膳食中缺乏碘會引發地方性甲狀腺腫大的流行，甲狀腺癌的發生率也較高。低碘飲食還會促進與雌激素有關的乳癌、子宮內膜癌和卵巢癌的發生。因此，在碘攝入較少的偏遠地區和山區，於飲食中應適當增加含碘豐富的食物，如海帶、海參、紫菜、蛤、海蜇等的攝入。

如今絕大多數的居民，由於政府食鹽中加碘，加上交通便利，貿易發達，海產品攝入增多，缺碘情況已完全改善[6]；而富碘情況開始湧現。富碘同樣可以導致包括甲狀腺癌在內的諸多甲狀腺疾病。因此，甲狀腺疾病更可能是富碘所致，而非缺碘。故需因地制宜，不宜再更多攝入含碘豐富的食物。相反，對含碘豐富的食物應該有所控制。

◆第 7 項清規：補足微量營養素至關重要！

6 編注：西元 1964 年，台灣政府為了解決國人甲狀腺腫大的問題，依據聯合國世界衛生組織的指引，在食鹽中加碘是一安全且具成本效益的政策，頒布了「辦理預防甲狀腺腫症食鹽加碘實驗計畫之公文」，在食鹽中加入 20 ppm 的碘。自 1967 年開始，全台就全面實施「食鹽加碘」之政策，當時研究發現，食鹽中加碘的 4 年後（1971 年），國小學童罹患甲狀腺腫大的比率明顯下降。資料來源：台北市政府教育局，〈認識食鹽中的碘〉，營養午餐 68 期，最後瀏覽日期：2016/1/7。

2-8　過量攝入維生素有風險

商業的誤導

隨著商業社會的畸形發展，大量維生素類營養品充斥市場，且很多廠家和媒體在唬弄民眾：「營養補充劑能代替純天然的植物性食物。」其實，這是嚴重的誤導。

對人體所需營養素，科學界大都界定了其在健康範圍內需要攝入的量，達到某種攝入量後，人們不再會出現因某種營養素攝入不足而導致的營養缺陷問題，但也不存在多多益善之理。研究表明，當我們對身體需要的某一個營養成分，大量濫用之後，身體的回饋機制就會被麻痺。因為它認為我們的身體永遠不虞匱乏，其自我調節能力就會喪失。

科學研究表明（我們強調科學研究，而很多媒體報導只是商業的巧妙宣傳，但也都打著科學的旗號），當維生素等營養素攝入量超過某一限度時，損害健康的危險性隨之增大。例如鐵營養素，根據衛生福利部國民健康署的《國人膳食營養素參考攝取量（修訂第七版）》，台灣 19 ～ 50 歲成年男性每人每天的攝入量是 10 毫克，女性是 15 毫克，每天達到這個量，就不會出現鐵缺乏問題。但若過多攝入，反而會受其所害，如攝入量超過一定限量（無毒副反應、對身體不產生明顯影響的最高劑量為 65 毫克）就有可能出現急性中毒，出現嘔吐、血性腹瀉、凝血不良、代謝性酸中毒等；長期負荷過度會引起肝、胰、心臟等器官的血色素沉著症與纖維化；大量攝入鐵也會影響對鋅的吸收。毒副作用不容小覷，前述案例就是教訓。

因此，建議對這些所謂的補品，千萬適可而止。近期不斷有媒體披露國外最新權威科學研究（包括涉及幾十萬人的研究），都說明一點：非必須時，對這類東西（維生素類營養品或膳食添加劑等），不吃為好。要吃，聽從資深醫師的意見。因為此類東西，絕非多多益善，更不是沒有副作用，也非純天然的。

晚期癌症患者，別亂用維生素

1953 年，年僅 25 歲的詹姆斯‧沃森（James Dewey Watson, 1928.4.6 -）時就因發現 DNA「雙螺旋」結構而榮獲諾貝爾獎，可以說是最著名的生物學專家之一。DNA「雙螺旋」結構改寫了人類對生物機理研究的歷史，故他的言行一直影響著整個生物學領域。沃森研究認為，「癌症晚期患者服用含有抗氧化劑的多種維生素片，會阻礙自身的治療。」並在權威的英國皇家科學學會《開放生物學》雜誌（*Biology Open*）發出警告：晚期癌症患者，別亂用維生素！

長期以來，含有抗氧化劑，如維生素 A、維生素 C 和維生素 E 的人工合成營養補充品，一直是癌症領域辯論的話題。一些研究認為，它們可以產生適度的防癌效果。而沃森教授明確地說：這種藥片可能弊大於利。他在研究論文中聲稱，這些營養補充品會產生高水平的抗氧化劑，使化療和放療等治療方法「罷工」，從而成為晚期癌症無法治癒的原因之一。

所以在健康人群中，適度使用抗氧化劑是有幫助的，因為它們主要是攻擊破壞 DNA 的分子「自由基」。但是，很多癌症治療中是使用自由基來殺死腫瘤細胞的，這就意味著抗氧化劑會阻止自由基的有益作為。

其實，何裕民教授早在《癌症只是慢性病》一書中，就枚舉了大量的樣本研究結果，強調癌症患者盲目攝入合成的維生素片劑，有害於腫瘤治療及康復。但由於廠商的宣傳力度太大，蓋過了專家的言語，因此人們總是相信那些巧舌如簧的廠商或銷售者之言，拼命攝入合成的維生素，以至於把這些片劑放在了正規治療之上。悲哉！哀哉！

因此，我仍要大聲疾呼：別亂用維生素片劑了！千萬別重蹈施女士的覆轍！你的維生素需求量，在多吃穀物蔬果的過程中就已經攝取足夠的量了！而且後者是純天然的！絕非人工合成！包括有機硒、有機鍺都一樣！而為了降低成本，合成的只可能是無機的（因為有機在自然界中微乎其微，成本很高），這類無機產品大多有害、有毒。

有機硒、有機鍺對人體的保健作用

有一個真實的故事，但大家聽聽即可。

【兜售有機硒者，死於胃癌】

西元 2000 年前後，中國癌症界盛傳從美國回來的某科學家，帶來了美國最新的抗癌成果。原來，是當時比較盛行的有機硒和有機鍺。這位專業人士銷售這兩類產品比較成功。他本人更青睞有機硒，到處說他自己就是長期服用有機硒才健康而不生癌的。並多次拜訪何裕民教授，希望與其合作。何教授當時並沒有理會，因為他知道很難確保有機硒與有機鍺的真實性，且正常飲食中往往就可以補足有機硒與有機鍺。

僅僅過了一兩年，他因為胃痛，被確診為晚期胃癌，曾經用過他推銷的產品的人，戲問他何故如此？他沉默無語，非常尷尬。確診後不到一年，他就撒手人寰了！

研究表明硒對病毒有直接之作用，能抑制它在體內的複製，並參與細胞的修復，可預防多種病毒性疾病；硒是麩胱甘肽過氧化物酶的活性中心，它能抗氧化，中和或轉化自由基，從而祛除自由基對人體的損害，故有延緩衰老之功能；硒也是保持良好免疫功能所必需的營養素，是癌細胞的殺傷劑，能夠避免因細胞變異導致的腫瘤轉移，並能減輕放療、化療的毒副作用，降低抗癌藥物對腎、骨髓和腸胃的毒性，緩解患者的病痛。

無機硒及無機鍺均有毒性，而許多植物藥中富含有機硒，如靈芝、菌菇、葛根、一些種仁，以及許多根莖類植物中。故可以多吃這類植物蔬果，同樣具有保健抗癌作用。

有機鍺對人體也確實有一定的保健作用，如消除疲勞，防止貧血，幫助新陳代謝等。有機鍺在國外一些地方被當做醫療輔助工具。

理論上，有機鍺化合物遇到癌細胞時，可增加癌細胞的電勢能，降低其活動能力，從而有抑制或殺死癌細胞之效，但臨床上並沒有確鑿的證據證明它的有效性。

而天然有機鍺存在於許多藥用植物中，往往是其有效成分之一，如人參等藥用植物都富含有機鍺，具有獨特的保健功能。然而，國外也曾經發生過服用有機鍺過量而死亡的案例。

天然蔬果，維生素寶庫

天然食物中包含若干種成分，很多有益的成分是目前科學所無法揭示和闡述的。我們都說蔬菜和水果有益健康，很多人可能會因此認為，蔬果之所以對健康有益，得益於其包含了大量的維生素和礦物質，是這兩大營養素發揮的積極作用。這種說法片面不科學。

健康並不依賴於單一營養素，食物之所以有營養，是其中上百種成分的綜合表現，整體的加乘效用，絕對不是我們現在吃單一的維生素就可以得到的效果。我們需要完整的營養，而且應該盡量從天然，少加工的食物中獲取。

所以為了防止營養素缺乏，真正的解決之道還是調整我們的飲食和生活方式，而不是依賴一個個合成的化學品，這樣只會擾亂自身的代謝機制，削弱胃腸道消化吸收功能。

根據健康膳食的要求，調整自己的飲食結構和食物選擇，拋開商業利益，從天然食物中獲取營養，這才是符合人體自然規律的健康行為，這樣的生活方式才是健康真正的保障。這種回歸自然的生活方式會給我們帶來意想不到的好處。

所以，別信商家，勿亂吃營養補充劑，請多吃點水果或是綠葉蔬菜吧！

◆第 8 項清規：適量攝入維生素很重要。

2-9 管好嘴，最重要

飲食有節

儒家之核心，強調中和、中庸、中節，這不僅滲透進了人的行為舉止，也表現在日常飲食與攝食行為等多方面。飲食有節，就是這方面的典型體現。飲食有節也是飲食調養的重要原則，其內容包括飲食有常，攝食有規律，不偏嗜某物某味，注重攝食行為衛生、合理等等。

孫思邈提出：飲食要少食多餐，不能飽食。在《千金要方》中他指出：「食慾少而數，不欲頓而多。」提倡進食適度，絕非多多益善。

中醫學有「口腹之欲，傷人於快感之中」之戒。是說因人們過於追求滿足味覺享受，而會在這享受的過程中，使健康受到傷害。

有鑒於此，意識到「口腹之欲」的危害，努力加以防範，就成了現代人須多加注意的問題。要避免飲食成為「欲」或「邪」，關鍵在於掌握飲食營養規律，講究謹和五味，有節有度。

持之以恆更重要

對於癌症患者，飲食上更要注意把握好「度」。臨床上，我們觀察到治療期患者及家屬一般對飲食初期總是很看重的，80%～90%能管好嘴；3～5年後，進入康復期，多數人就會忘乎所以，或因無知而只知滿足口腹之欲，而留下慘痛的教訓。

【暴飲暴食的案例 1】

一位患乳癌多年的患者，不止一次地被人提醒，不要吃牛羊肉等高卡路里食物，少吃海鮮、螃蟹等。看了何裕民教授的相關文章後，她也深刻地反省了自己。2008 年 3 月復發前幾個月，她曾一口氣吃了 8 隻螃蟹，並經常和朋友們去吃涮牛羊肉。於是再次發作了，且轉移了。腫瘤指標狂飆幾十倍。2009 年發病前的 2 月份，又值冬春季節，好了傷疤忘了疼的她，一週內 2 次涮牛羊肉，且狂吃；回到家鄉後，朋友又請她吃蟹黃包子，於是幾十天內腫瘤指標再次狂漲。

腫瘤指標的狂漲就意味著癌細胞重新裂變的開始。

【暴飲暴食的案例 2】

1997 年有一個患者，這個患者的名字直到今天，何裕民教授都記得很清楚——何清俠，是個 70 歲左右的男性，人高馬大，患胰臟癌。在何裕民教授那裡控制得很好，已二年多了。結果有一天，女兒給他帶來兩個甲魚，一個二斤四兩，一個二斤八兩。當天晚餐，老先生將二斤八兩的吃了；晚上八點肚子疼痛急性發作。兒子第一時間呼救，何裕民教授建議趕快就近送進醫院。結果，第二天黎明就走了。

無獨有偶，香港的「肥肥」沈殿霞患的也是胰臟癌。一位姓沈的老病人牽線，準備週末來上海求治。結果臨行前幾天聚餐，她一口氣吃了幾隻大閘蟹後，急送醫院，再也沒有出來。可以說，一次開戒，終身遺憾！

少吃一口，多活一天

除一般性的改善膳食結構外，治療期與康復期的腫瘤患者都必須嚴格控制食物的攝入總量（除新鮮水果、蔬菜外）。現今腫瘤患者因營養不良而導致治療失敗的幾乎沒有！儘管放療化療會殺傷白血球，但這時食慾也差，勉強逼迫自己（或患者）強行多食膏粱厚味，以補身體，這樣既加重了本就因放療化療而受損的消化功能的負擔，造成不必要的「雪上加霜」，而且吃進去的不等於就能被人體吸收，徒增胃腸脹滿不適而已。

而康復期營養過剩，哪怕米飯攝入過多，人體代謝旺盛，不僅可「促壽期——縮短壽命（已有多數經典的動物實驗證明，適當控制食物攝入總量的動物最長壽）」，且因代謝旺盛，更有利於蟄伏的殘存癌細胞死灰復燃，誘導復發。

特別是當今發達地區患的大都是「富癌」，富營養化是其蠢蠢欲復萌之良好時機。已有研究證實，乳癌治療康復後，肥胖者比體重控制者更易於復發。不可不慎乎！因此，我們對腫瘤患者強調：「少吃一口，多活一天」。

晚餐宜少

中醫營養學有很多關於飽食傷人的論述，特別提到了晚餐飽食的危害。如《千金要方・道林養性》曰：「須知一日之忌，暮無飽食」、「飽食即臥，乃生百病」。晚餐「少吃一口，舒服一宿」。都強調晚餐要少吃，可減少疾病的發生。

我們的經驗與觀察表明，特別是40、50歲以上的人，晚餐一定要少吃一口。這樣一來舒服，二來可減少心腦血管疾病、糖尿病、高血壓的可能性，也能減少癌症的發生。如果是癌症患者，如此則更為安全。

少應酬，更健康

如果應酬太多，危害就更大。應酬時，高脂肪、高膽固醇的食物攝入過量，觥籌交錯，美酒佳餚，胃腸道負擔過重。而且應酬往往又是晚上居多，晚餐吃得過飽過好，經常為之，健康自然會受到很大損傷。特別是癌症患者的康復期間，應酬過多，「沒管好自己的嘴」，有很大的危害，有時甚至會致命！

【暴飲暴食的案例 3】

一位胰臟癌患者，在何裕民教授門診用中藥調理得很好。他原來是一家公司的主管，平時應酬就多，得病後曾經拒絕一切應酬，認真配合醫生治療，牢記何教授和我們的囑咐。後來，覺得康復得不錯，他就慢慢地恢復了工作。初期，應酬總是難免的，不過他盡量推辭。但有一次，上級長官來檢查，他只能作陪，席間喝了幾杯白酒，抽了兩根煙，吃了兩隻螃蟹，回家沒多久就腹部難受，疼痛難忍，到醫院沒搶救過來，人就這樣走了！本來康復得已經很不錯了，就被這酒肉應酬給奪去了性命，實在是令人惋惜！

俗話說「病從口入」。對於癌症康復期的患者，「病從口入」有著更加特殊的意義。處於康復期的患者，雖然症狀基本上已經消失，身體的各項功能處在逐步恢復當中，然而經歷手術、放療化療後，身心受到極大損害，需要很好的調治，身體的各種器官和功能無法承受突如其來的變故和侵襲，這時候任何過度激烈行為（不當的飲食、應酬、情緒上的劇烈波動）都會造成不利影響。因此，腫瘤患者的穩定期和康復期只是相對的，尤其要注意嚴格管好自己的嘴，不可過食！否則，很可能後悔莫及。

◆第 9 項清規：抗癌必須管好嘴！

2-10　有時，素食亦無妨

素食或許更加健康

有時，我們對癌症高危險群，或者部分與飲食關係特別密切的癌症（如腸癌、乳癌、肝癌、胰臟癌、卵巢癌、膀胱癌、胃癌等）患者，常常主張素食亦無妨，甚至會更好些。

可能很多人會關心這樣一個問題：素食會不會導致營養缺乏？確實，素食或許更加健康，但前提是要吃得正確合理。

素食因地、因人而異，大致可分為全部食用植物製品的純素食主義、植物性食物與乳製品同食的奶素主義、植物性食物與適量奶、蛋同食的奶蛋素食主義三種類型。

如何合理健康地「食素」？

純粹的素食並不是最完善的膳食方案。由於素食者可能導致維生素 A、維生素 D、鈣、鐵及優質蛋白等營養素攝入量的缺乏與不足，同樣會影響健康。

因此，為了達到營養平衡、體格健壯的目的，素食者要注意以下幾方面。

1. 平衡膳食。所謂膳食平衡，就是要保證所食用的食物之間、各營養素之間保持適度的平衡，以滿足人體的需要。眾所周知，人體需要六大營養素（蛋白質、脂肪、碳水化合物、維生素、礦物質和水），在平時的飲食中，就要注意食物中的六大營養素的合理搭配，要考慮膳食品種的多樣化（就是我們說的

「雜」），透過不同食物的組合、互補，可提高膳食的整體營養價值。例如穀類缺乏酸胺酸，而豆類缺乏蛋胺酸，穀類和豆類混食，可以取長補短，提高蛋白質的利用率。因此**素食者千萬要避免只吃單一的食物，要經常變換花樣**。

2. 從營養需求上看，奶蛋素食者和奶素食者要比純素食者合理些。純素食者，應多食大豆製品，因大豆是植物性食品中蛋白質質量最佳的食物。

3. 動物性食物是獲取鐵和鋅的良好來源，素食者需要的蛋白質、鐵和鋅等，主要可以從豆類、堅果、種子和大豆製品中獲得。素食者需要的鈣，透過多攝入海帶、紫菜、芝麻醬和綠葉蔬菜等來攝取。魚類中含有大量的 n-3 不飽和脂肪酸，在核桃、亞麻仁中也能找到。還可以多攝入豆類和堅果類獲得脂肪物質。

4. 合理烹調，科學選擇。人體缺乏脂肪會造成能量不足及脂溶性維生素和必需脂肪酸的缺乏，但過多的油脂，即使是植物油，對人體的健康也是不利的。因此，食素者每天應攝入適量的植物油，每天大約 25 ～ 30 克。

素食已被越來越多的人接受，膳食也更為多樣化，而且更容易獲取。人們完全有能力把純天然的素食做出更多花樣，做得更健康，更有趣，更美味，也更方便。

◆第 10 項清規：經常食素很有必要。

Chapter 3

抗癌吃什麼？

自然界存在著生剋機制。許多天然食物就有很好的防病（包括防癌抗癌）功效。了解這些，自屬保健防病抗癌的重要舉措。

3-1 穀類

東方傳統文化素有「五穀」之說，指中華民族的各種主糧。包括稻、黍、稷、麥、粟、菽（豆）等（因中國北方種稻有限，故最初的「五穀」中無稻）。由於這些是古人對野生之物長期培育後的成果，也因為人體長期食用主糧產生了適應性，五穀對健康是有益的。故《孟子．滕文公上》曰：「樹藝五穀，五穀熟而民人育。」《周禮．天官．疾醫》則認為：「以五味、五穀、五藥養其病。」有的還有很好的防病、抗癌功效。

玉米 Corn　抑制癌細胞的生長

玉米又稱玉蜀黍、苞米等，是五穀雜糧之一。由於玉米耐旱、耐土地貧瘠，且玉米確實營養價值高，也有很多保健功效，曾被讚為「黃金作物」。

中醫認為玉米有調中健胃、益肺寧心、除濕利尿等作用。

玉米含天然抗癌因子。美國研究人員發現，粗玉米中含有一種抗癌因子——麩胱甘肽過氧化物酶（Glutathione peroxidase）。它能與其他一些致癌物質螯合，使之失去致癌性，從而有效防止癌症的發生。

此外，玉米胚芽中含豐富的維生素 E 和硒營養素，均具有一定的抗氧化作用，能防止細胞癌變。玉米中還含有大量的鎂營養素，鎂可以抑制癌細胞的形成發展，並利於血管擴張，加強腸壁蠕動，增加膽汁分泌，促進人體廢物的排泄。

玉米中的胡蘿蔔素和其他維生素對化學致癌物也有一定的抑

制作用。

現代研究還發現，玉米含有大量的酸胺酸。酸胺酸不僅可抑制癌細胞的生長，而且還能減輕和抑制抗癌藥物的毒副作用。

再者，玉米中含有大量的膳食纖維，可促進腸道蠕動，「蕩滌腸道」，縮短腸內容物通過的時間，促使致癌物和其他毒素排出，減少致癌物的吸收，防止腸癌的發生。

美味健康吃法

要發揮玉米防病抗癌功效，吃法要講究。

1. 與豆類搭配食用：玉米中蛋白質的胺基酸組成缺乏色胺酸，且玉米從蛋白質的生物價、淨利用率來看，其評分都比白米和麵粉要低，故長期單純以玉米為蛋白質來源的人群，往往易導致優質蛋白質攝入不足。

豆類蛋白質含量豐富且質量好，因此飲食搭配中，可以透過玉米與豆類混合食用的方式，提高混合膳食的整體利用率。如可以玉米粥搭配豆類和蔬菜，或者玉米粒做成羹湯搭配豆腐食用等。

2. 不可長期作為單一主食：玉米中富含菸酸，但它的菸酸多以結合型存在。因人體難以吸收結合型菸酸，故長期以玉米為主食，易於出現癩皮病等，表現為皮炎和腹瀉等症狀。因此不宜長期以玉米作為一日三餐的主食。

3. 勿食霉變玉米：根據流行病學調查，在主食玉米的地區，肝癌發病率比較高。因為玉米在高溫高濕環境中容易發生霉變，其所含的黃麴毒素比較高，而黃麴毒素是肝癌的主要觸發因素。故若食用玉米，建議以食用當季、新鮮、未發生霉變的或自己加工的為好！

4. 綜合食療效更佳：夏季吃玉米，很多人會把玉米鬚扔掉。其實玉米鬚本身就是一味良藥，有利膽、止血、降血糖等作用。中醫認為玉米鬚可利水消腫，平肝利膽，對各種原因引起的水腫都有一定療效。

如腫瘤患者出現小便不利、腹水和水腫時，可單用玉米鬚煎湯飲用；或用玉米鬚 90 克、山藥 60 克，加水煮粥食用，都有很好的利尿消腫作用。

對於尿頻、尿急、尿痛者，可用玉米棒芯、玉米根（鮮品）各 30 克，水煎去渣，每日 2 次，連服 3 日，有一定效果。

用玉米粉碎成細渣煮粥，也可作為腫瘤患者病後體虛的食療之品。

地瓜 Sweet potato　阻礙癌細胞攝取營養

地瓜又名番薯、紅薯、白薯，起源於墨西哥，有「長壽食品」之譽。地瓜營養價值豐富，每 500 克地瓜約可產生 2,660 千焦熱能。**紅薯是世界衛生組織推薦的最佳抗癌蔬菜排名第 1**。

地瓜含胡蘿蔔素特別豐富，而白米、麵粉恰恰缺乏，可阻礙癌細胞攝取營養，從而抑制癌細胞繁殖。

中醫則認為地瓜還具有清腸胃排毒的作用。傳說乾隆皇帝喜愛吃地瓜，並因此解決了老年便祕的問題。的確，地瓜含有大量的膳食纖維，能刺激腸胃蠕動，防止便祕。同時，減少糞便在腸道中的停留時間，亦可減少致癌物質與腸黏膜的接觸，有助於腸道內的毒素排出，減少致癌物質的生成。

研究表明，地瓜不僅是餐桌上的美餚，而且還是抗癌食品。1982 年，美國生物學家發現，地瓜中含有一種叫「脫氫表雄酮」

（DHEA）的活性物質，是一種與哺乳動物體內腎上腺新分泌激素相類似的類固醇，給接種癌細胞的白老鼠注射後，能阻止白老鼠患大腸癌和乳癌，且延長了白老鼠的壽命。

日本國立癌症預防研究所透過對 40 多種蔬菜抗癌成分的分析以及試驗性抑癌試驗表明，在對腫瘤有明顯抑制作用的蔬菜中，熟、生地瓜分別名列「冠亞軍」。

日本科學家還發現，濃縮 4 倍的白薯汁，對癌細胞增殖的抑制作用比普通白薯汁要強 1 ／ 5。他們還提煉出了地瓜製作澱粉後的殘渣中含有抑制癌細胞增殖的物質，我們日常食用的地瓜中也含有這種抑制癌的物質。

美味健康吃法

地瓜既可作主食，又可當蔬菜。家常吃法如地瓜粥、地瓜玉米糊等。也可做成地瓜水果羹：地瓜去皮洗淨切成小塊，蘋果、水梨、香蕉、奇異果、鳳梨、橘子等水果去皮切丁備用。鍋內放水先把地瓜煮熟，再放入水果丁，灑些糖、桂花即可。

但地瓜含有「氣化酶」，吃後有時會發生燒心、吐酸水、腹脹、排氣不暢等現象，所以一次不要吃得過多，每週吃 3 ～ 4 次，每次 1 個即可。

何裕民教授一直告誡腫瘤患者：地瓜食用，只可以適量，不可過多。因為在 20 世紀 80 年代中後期他就注意到只要媒體一宣傳地瓜能抗癌，一、二週後臨床病人中肚子脹、胃脘不適的比率便明顯增多，十有八九是聽信報紙，多吃地瓜之故！

另外，地瓜雖好，但胃潰瘍及胃酸過多的患者不宜多用。

薏仁 Pearl barley　增加白血球和血小板

薏仁又名薏苡、薏米等，是禾本科植物薏苡的種仁。薏仁栽培歷史悠久，是古老的藥食皆佳之品；古人把薏仁看成天然珍品，恭敬有加，常用來祭祀。在歐洲，它有「生命健康之友」的讚譽；在日本則被列為防癌抗癌食品。因此，其身價很高。

現代藥理研究證明，薏仁有防癌抗癌作用。其抗癌的有效成分為薏苡酯、薏苡素等。

薏苡酯和多醣可增強人體免疫功能，能明顯延長實驗動物的帶瘤生存時間，有效抑制癌細胞的增殖，可用於胃癌、子宮頸癌的輔助治療。目前全球大多採用薏仁配伍其他抗癌藥，進行腫瘤治療，收到一定的療效。

腫瘤患者放療、化療後，常常出現白血球減少和貧血等症狀。薏仁能增加白血球和血小板，經常食用薏仁粥對放療、化療後出現白血球減少，體質虛弱，食慾不振，腹脹、面部浮腫等，有較好的療效。

健康者常吃薏仁，能使身體輕捷，保健防病，減少腫瘤發生的機率。

美味健康吃法

在中醫醫家的抗癌處方中，經常能看到薏仁的身影。薏仁性味平和，可以搭配百合、大棗等多種食材；經常食用薏仁對防病抗癌有一定幫助。

對於癌症患者手術後，可用薏仁 100 ～ 150 克，研碎，加適量水，與白米或糯米煮成粥，經常服用。也可在放療、化療後食用，既可補充營養，又可減少患者放療、化療的副反應。

胃癌病人出現脾虛泄瀉，用薏仁與山藥煮粥食，可以健脾止瀉；肝癌患者有腹水和水腫者，常吃薏仁也有輔助治療作用。

蕎麥 Buckwheat　消炎抗菌

蕎麥，蓼科蕎麥屬作物，原產於中國，是重要的雜糧作物，在中國古代作物栽培史上有重要地位，古代農民對蕎麥早有認識。公元前 5 世紀的《神農書》中就有關於蕎麥栽培的記載（是當時的「八穀」之一）。唐代始則廣泛種植，但產量不高。宋元後逐步成為重要的糧食作物之一。蕎麥不僅作為重要的調補性食品，且被用作救荒食物。

在太平洋上的島國斐濟，這裡的人從不生癌，是迄今發現的世界唯一的無癌國，該國並被稱為「長壽國」。研究後發現，斐濟人不患癌症是因為有其獨特的飲食習慣：喜吃蕎麥、杏仁和杏乾。蕎麥中含有豐富的維生素 B 群以及微量硒營養素，均具有一定的抗癌作用；另外，蕎麥中豐富的蕎麥鹼、蘆丁、菸酸、亞油酸和膳食纖維等，這些都不是一般「細糧」所具備的。因此，**蕎麥對現代「文明病」，如癌症、高血壓、高血脂、高血糖等都有積極的防治作用**。

蕎麥中還含有黃酮成分，具有抗菌、消炎、止咳、平喘、祛痰等作用。因此，蕎麥又有「消炎糧食」之美稱。

美味健康吃法

蕎麥口感好，耐咀嚼，但不太容易消化。現在常用來製作麵條、涼粉、烙餅、蒸餃和蕎麥米飯等，以調劑口味。蕎麥性涼，因此每次不宜多吃。脾胃虛寒者不宜吃蕎麥，以免消化不良。

除了其種子可作為主糧，蕎麥的苗葉還可作飢荒食用，如

《救荒本草．救飢篇》就有「採苗葉煠熟，油鹽調食」的記載；《農圃便覽．秋七月》還提到一種比較特別的食用方法，即「割取晒乾為菜」，藉此可備災荒之年。

現在，蕎麥作為健康食品，也逐步受到了人們的青睞，如苦蕎麥茶等，都比較風靡。

蕎麥性涼，因此脾胃虛寒者不宜吃蕎麥。

3-2　蔬菜類

所謂「蔬菜」，指可以作為菜餚的一類食物，大都為植物（草本類）之物。它們是人體營養的重要來源。《黃帝內經》就有「五穀為養，五果為助，五畜為益，五菜為充」之說。據國際糧農組織 1990 年統計，人體必需的維生素 C 其 90％來自於蔬菜。此外，蔬菜中還有多種多樣的植物化學物質，是人們公認的對健康有效的成分。其分類繁雜，在此簡單論述。

芹菜 Celery　防止大腸癌

芹菜為傘形花科作物，有藥芹、水芹、旱芹之別，主要由葉柄供食用，柄、根、花均可藥用。芹菜葉莖含有揮發性的甘露醇，具有獨特的芳香，能增強食慾。

芹菜的營養十分豐富，其中蛋白質含量比一般瓜果蔬菜高 1 倍，鐵含量為番茄的 20 倍，還含有豐富的胡蘿蔔素和多種維生素等，這些對人體健康十分有益。

芹菜的防癌抗癌作用也不容小覷。芹菜含豐富的膳食纖維，木質素含量豐富，具有抗氧化作用；高濃度時可抑制腸內細菌產生的致癌物質。它還可加速胃腸道蠕動，減少致癌物質的吸收，從而防止大腸癌。

美味健康吃法

芹菜除了可生吃外，其他的吃法也很多，如芹菜炒肉絲、涼拌芹菜干絲、芹菜粥等；以 150 克連根芹菜與 250 克糯米煮稀粥，每天早晚食用，對治療冠心病、神經衰弱及失眠、頭暈諸症均有助益，也適合癌症患者中體質虛弱者。

大白菜 Napa cabbage 預防癌症、糖尿病和肥胖症

大白菜又名結球白菜、包心白菜等，為十字花科植物大白菜的莖葉，原產中國。

大白菜的營養價值很高，含有豐富的蛋白質、維生素和礦物質等營養素。例如，大白菜中鈣的含量，比番茄高 5 倍，比黃瓜高 1.9 倍；維生素 C 含量也比黃瓜高 4 倍，比番茄高 1.4 倍。

大白菜不但是菜中佳品，其藥用價值也很高。美國一家專門從事癌症研究的權威機構研究顯示，大白菜具有防癌抗癌作用。

大白菜熱量低，含有大量的膳食纖維，有利於腸道蠕動和廢物的排出，可預防癌症、糖尿病和肥胖症。

實驗證明，大白菜含有一種叫做吲哚 -3- 甲醛的化合物，其含量約占大白菜重量的 0.01%，它能促進人體產生一種能有效抑制癌細胞生長和分裂的酶。

大白菜含有豐富的維生素 C，有很強的抗氧化性，可阻止致癌物質的生成和癌細胞的增殖。

另外，大白菜中所含有的微量營養素鉬，能阻斷亞硝胺等致癌物質在人體內的生成，並防止癌症的發生。

美味健康吃法

大白菜也是食療中的常見食物。如大白菜豬肝湯能補肝利膽，通腸益胃，對肝癌患者有輔助療效。

大白菜與薏仁煮粥，有健脾祛濕、清熱利尿的作用，膀胱癌

患者不妨多食用。

大白菜根和綠豆芽煮湯也能發揮清熱解毒的作用，對乳癌初期患者有一定作用。

高麗菜 Cabbage　抗氧化作用

高麗菜學名結球甘藍，別名包心菜、捲心菜、圓大白菜或洋大白菜，是一種常見蔬菜。**世界衛生組織推薦的最佳抗癌蔬菜排名第 3。**

生高麗菜富含維生素 C、葉酸和鉀，總維生素含量比番茄多出 3 倍，因此，具有很強的抗氧化作用。多吃高麗菜，可增進食慾，促進消化，預防便祕。

高麗菜中含有豐富的吲哚類化合物。實驗證明，「吲哚」具有防癌抗癌作用。

高麗菜中含有少量的棉籽糖。實驗證明，人體腸道不能消化吸收棉籽糖，而大腸的微生物可透過對其分解，產生氣體，潤腸通便，抑制毒素產生，進而減少癌症的發生。

高麗菜中含有豐富的蘿蔔硫素。這種物質能刺激人體細胞產生對身體有益的酶，對抗外來致癌物的侵蝕。

美味健康吃法

食用時，高麗菜可生吃，如做成沙拉或榨汁等。如果熟吃，則不宜加熱過久，以避免其中的有效成分被破壞。

花椰菜 Cauliflower　防控乳癌

花椰菜也叫花菜，含豐富的維生素 C，是大白菜的 4 倍，番茄的 8 倍，芹菜的 15 倍。維生素 C 可提高人體免疫功能，促進肝臟解毒，增加抗病能力。

花椰菜中含較多微量營養素鉬，可阻斷致癌物質亞硝胺的合成，進而發揮防癌、抗癌的作用，特別對於食道癌、肺癌、肝癌和大腸癌，有很好的防治作用。

花椰菜還含有一種可以刺激細胞活動的酵素，並能阻止癌細胞的合成。

研究表明患胃癌時，人體血清硒的水平明顯下降，胃液中的維生素 C 濃度也顯著低於正常人。而花椰菜不但能給人體補充一定量的硒和維生素 C，同時也供給豐富的胡蘿蔔素，發揮阻止癌前病變細胞形成的作用，從而抑制癌腫生長。

美國營養學家提出，花菜內還有多種吲哚衍生物，此類化合物有較肯定的降低人體內雌激素水平的作用，可預防乳癌的發生。

大蒜 Garlic　抗癌之王

大蒜是百合科蔥屬植物，原產亞洲西部。兩千多年前，由西漢張騫出使西域時帶回中國，至今已成了日常保健食用和藥用佳品。

大蒜的抗癌作用，早就被眾多學者所關注。隨著研究的深入，人們逐漸發現，大蒜具有優越的抗癌能力。**美國國家癌症中心認定，目前世界具有抗癌潛力的植物中，大蒜位居榜首。**

明尼蘇達大學和華盛頓大學的教授們在合作研究 15 種水果和蔬菜對腫瘤的作用時發現：在這 15 種蔬果中，大蒜與腫瘤之間的關係最為密切。進食大蒜與大腸癌之間呈顯著反比——長期進食大蒜患大腸癌的危險度比不進食大蒜低 0.68 倍。

美國科學家對 238 名患有攝護腺癌和 471 名未患攝護腺癌男子的日常飲食進行分析後發現，平均每天吃 10 克以上大蒜（或其他蔥屬植物蔬菜）的男性，患攝護腺癌的危險性比每天只吃 2 克的男性低一半。

美味健康吃法

現在，大蒜已不是單純炒菜的調料了，它作為抗癌及預防疑難疾病不可多得的藥草，已得到了世人的高度關注。

大蒜可製成蒜粉、蒜泥、糖蒜、蒜油、蒜汁、蒜醬等各種食品，也可做成蒜泥蘿蔔絲、蒜頭炒莧菜等菜譜。

大蒜防癌抗癌以生吃為佳，且應經常食用，但每次數量不宜過多，每次 2 ～ 3 瓣為宜。否則，有可能損傷胃黏膜，造成胃炎和潰瘍。**大蒜不宜空腹食用**，可在飯後或是進餐中服用。

很多人深知大蒜的保健作用，但礙於食用後，口中時常有股異味，所以往往對其「敬而遠之」。其實只要食用後用濃茶漱漱口，或嚼些口香糖、吃花生米，或喝一杯鮮奶等，異味自然就消除了。

洋蔥 Onion　抑制腸胃癌

洋蔥為百合科植物，因其冠以「洋」字，極易讓人聯想是從國外移植而來。其實洋蔥的「祖籍」是中國。洋蔥深受歐洲人的喜愛，被譽為「蔬菜皇后」。如浪漫的法國人說：「洋蔥給現代佳餚帶來色彩的魅力！沒有它，再美味的食品吃起來也如同嚼蠟，歡樂的宴席也會充滿壓抑。」

現代醫藥學研究證明，洋蔥中含有豐富的微量營養素硒，硒是人體中許多酶類的重要組成營養素，它能刺激人體免疫反應，抑制癌細胞的分裂和生長；硒又是一種強抗氧化劑，可清除體內產生的各種自由基，包括引起癌症的自由基；同時，硒在人體內可合成麩胱甘肽過氧化物酶（GSH-Px），可抑制致癌物的活力，並參與解毒。研究證實：GSH-Px 含量上升時，癌的發生率就下降。故多吃洋蔥，可預防乳癌、大腸癌、攝護腺癌和胃癌等多種癌症，並有延緩人體細胞衰老和壞死，使人延年益壽的作用。

歐洲腫瘤研究所的統計數字顯示，胃癌是世界上第 4 大常見癌症，每年新增病例約 80 萬，也是日本最常見的癌症。有調查顯示，常吃洋蔥的人比不吃的人患胃癌的機率少 25%，因胃癌致死者少 50%。

研究發現，每日攝入 10 克大蒜和洋蔥能夠減少 30%腸胃癌的發病率。美國研究人員亦發現，洋蔥提取液能夠抑制肝癌細胞的生長。

美味健康吃法

洋蔥是餐桌上常見食物，可做成洋蔥肉絲、洋蔥炒蛋、洋蔥紅棗湯以及洋蔥粥等食用。

值得一提的是，洋蔥性味辛辣，易耗氣傷津、燥火生濕，故痰濕火旺之人不宜過量食用。

在食用洋蔥時，不要煮得過爛，稍微帶點辛辣味，則抗癌效果更佳。

白蘿蔔 Whiteradish　分解致癌物質

白蘿蔔，也叫菜頭、大根、萊菔，為十字花科植物。大多於冬季採挖，其肉質根莖及嫩莖葉均可供食用。

蘿蔔有白、青、紅和水蘿蔔等不同品種，生熟食皆宜。

蘿蔔中含有大量的碳水化合物、多種維生素和礦物質，尤其是維生素 C 含量十分充足，含鈣量也較高，且不含草酸。因此，人體攝取鈣的利用率也就較高。

蘿蔔除作為大眾化菜食外，它的藥用價值也不可低估。《日用本草》謂其「生食止渴寬中，熟食化痰消谷」。中國歷代就有用蘿蔔治療食積、消化不良等症的記載。

現代藥理研究證實，生蘿蔔汁有緩慢的降血壓作用。高血壓和動脈硬化病人，用生蘿蔔汁加蜂蜜可作為很好的食療輔助品。

蘿蔔含有的澱粉酶和芥子油成分對人體消化功能大有裨益。其中的澱粉酶，能夠分解致癌物亞硝胺，能發揮防癌作用。

白蘿蔔含有豐富的木質素和多醣類物質，這兩種物質能加速腸蠕動，促進排便，分解致癌物質亞硝胺等，提高巨噬細胞吞噬病菌和癌細胞的功能。

研究人員還發現，蘿蔔中含有一種抗腫瘤抗病毒的活性物質，它能刺激細胞產生干擾素，對食道癌、胃癌、鼻咽癌和子宮頸癌等均有顯著的抑制作用。

美味健康吃法

蘿蔔亦果亦蔬，吃法很多，如燉湯、清炒、醃製、涼拌，皆甘甜脆爽，味道鮮美，深受大眾青睞。

蘿蔔解中藥嗎？民間很多人認為白蘿蔔解中藥，其實不然！白蘿蔔本身就是一味很好的中藥，蘿蔔只是解補氣藥如人參等的補壅之功，而對一般的腫瘤患者，我們本身就不主張用人參，所以不存在解不解藥的問題！

芋頭 Taro　防治腫瘤、淋巴結核

芋頭富含澱粉、蛋白質和礦物質，營養豐富。

中醫認為其解毒消腫、益胃健脾、軟堅消痰，可以治療腫塊、痰核、瘰癧等病症。《隨息居飲食譜》曰：「生嚼治絞腸痧，搗塗癰瘍初起，丸服散瘰癧。」

研究發現，芋頭含有一種黏液蛋白，被人體吸收後，能產生免疫球蛋白，可提高人體抵抗力；芋頭又有抑制癌症作用，可用來防治腫瘤及淋巴結核等病證。

美味健康吃法

老百姓最常見的吃芋頭的方法，如芋頭煮熟或蒸熟後蘸糖吃、做成芋頭泥和芋頭粥或與鯽魚同煮等。

芋頭也可和海蜇皮或者海帶同煮，海蜇皮和海帶均有軟堅散結作用，合而食用，可增強消散癌瘤的療效。

因芋頭含較多澱粉，故一次不能多食，多食易滯氣，生食則有微毒。

菱角 Water caltrop
防治食道癌、胃癌、子宮頸癌

菱角又名腰菱、水栗、菱實，是一年生草本水生植物菱的果實，幼嫩時可當水果生食，熟果可熟食或加工製成菱粉。

菱角含有豐富的澱粉、蛋白質、不飽和脂肪酸及多種維生素和微量營養素。

古人認為多吃菱角可以補五臟，除百病，且可輕身。《本草綱目》中云：菱角能補脾胃，健力益氣，菱粉粥有益胃腸，可解

內熱，老年人常食有益。

據近代藥理實驗報導，菱角具有一定的抗癌作用，可用之防治乳癌、食道癌、胃癌、子宮頸癌等。在以艾氏腹水腫瘤作體內抗癌的篩選試驗中，發現菱種子有抗癌作用。

美味健康吃法

菱角可煮粥食用，也可做成菱粉糕做點心吃。

用菱角 60 克、薏仁 30 克煎湯服，對於治療食道癌和乳癌也有一定的療效。

百合 Lily bulb 治療白血病、肺癌

百合，屬百合科多年生草本植物的鱗莖。食用部分是由許多鱗片抱合而成的鱗莖，是一種良好的保健食品。

中醫認為，百合味甘微苦，性平，有潤肺止咳、清心安神之功效，可用於熱病後餘熱未消、虛煩驚悸和肺癆久咳等症。

百合除含蛋白質、醣類、維生素、鈣、磷和鐵外，特別是含有秋水仙素等類似的植物鹼，能抑制癌細胞增生。臨床上對白血病、肺癌、皮膚癌、鼻咽癌、乳癌和子宮頸癌等均有明顯療效。

【患者的親身體會】

2012 年 12 月腫瘤飲食講座後，我與患者進行交流。有一位患者緊握住我的手，連聲說感謝！這位患者說是慕名前來聽講座的。她是上頜竇癌的 42 歲張女士，來的時候一直戴著口罩。張女士告訴我，2012 年 6 月發現患病，手術後進行放療，共放療 6 次。她的主治醫生曾經很納悶地問她：為什麼他負責的其他患者，放療後多數出現明顯的舌頭兩側

發黑、面部灰暗、唾液量驟減、口乾厲害和皮膚乾燥等放療後副反應，而張女士狀態卻這麼好呢？

張女士感激地對我說：「剛開始放療的時候，我也很難受，後來買了《生了癌，怎麼吃》一書（何裕民教授主審，孫麗紅編著），書中介紹了很多關於癌症治療的食療方，我就照用書中介紹的對應食療方（其中，主要就是百合），效果特別好！所以，現在情況很好，即使放療也沒有別人那樣遭罪......」。

她取下口罩後我發現，患者因為手術，右側上頜部位有手術疤痕，但患者臉色滋潤有光澤，氣色很好。她高興地對身旁的患者說：「我很幸運，患病後能夠及時得到了科學的指導，透過食物改善了症狀，不然我的情況肯定也很糟！這讓我對治療癌症有了莫大的信心！」

張女士的話讓我既欣慰又感慨。臨床因採納我們推薦的食療方而獲益的患者很多。所以說「食物就是良藥」！合理的飲食是重要的醫療手段！改善飲食營養，針對性地做些調整，常有助於消除許多疾病發生與發展的隱患，以及治療帶來的各種副反應，糾治其可能的不良趨勢。

美味健康吃法

百合常見的保健食譜很多，如「百合雪梨羹」、「百合蓮藕」、「百合紅棗湯」、「百合豬肚湯」、「百合銀花茶」等，都具有增強體質，抑制癌細胞生長、緩解病情等的效用。因此，百合是餐桌上的防癌抗癌佳品。

百合滋陰潤燥功效極佳，尤其適合於放療後出現口乾心煩、津液匱乏、乾咳痰少等症者。如用鮮百合煮湯飲用，或者用百合與白米煮粥，適量加入糖或蜂蜜，常服有潤肺生津之功效，並且有助於增強體質，抑制腫瘤細胞的生長，緩解放療的副反應。

百合有寧心安神之功。如用百合、生地黃各 20 克，煎湯服用，對癌症患者因思慮過多所致的心情煩躁、夜寐不安、精神恍惚、食慾不振等具有良效。

再者，用適量鮮百合與白糖一起搗爛，敷在患處，對皮膚癌的破潰出血、滲水者也有一定的治療作用。

蒟蒻 Konjac　治療大腸癌

蒟蒻為天南星科植物蒟蒻的塊莖。早在晉代，四川百姓就開始種植食用蒟蒻。20 世紀 50 年代，一位印度學者說：「如果還有一種尚未引起人們足夠重視的作物，那就是蒟蒻。」近年來，隨著人們對蒟蒻種植和研究的深入，它的保健功效越來越引起人們的關注。

中醫學認為，蒟蒻性溫，味甘辛，具有活血化瘀、解毒消腫、化痰軟堅的功效，可用於損傷淤腫、咽喉腫痛、牙齦腫痛等症的治療，對於各種腫塊、痰核和癌瘤等也有防治作用。

據報導，蒟蒻的提取物對小鼠肉瘤 S-180（一種實驗腫瘤）的抑制率接近 50%，藥物敏感性試驗表明它對賁門癌、大腸癌細胞敏感，有顯著的抗癌作用。

美味健康吃法

蒟蒻食用方法眾多，如可做成蒟蒻粥、蒟蒻豆腐等。生蒟蒻有毒，須煎煮 3 小時以上方可食用。而且每次攝入量不宜過多。

蘆筍 Asparagus　抑制白血病

蘆筍屬百合科植物石刁柏的嫩莖，有「蔬菜之王」的美稱。原產於歐洲。**世界衛生組織推薦的最佳抗癌蔬菜排名第 2。**

藥理研究證實，蘆筍中含有多種特殊的藥物成分，如天冬醯胺、葉酸、核酸、多種胺基酸和微量營養素等，它們可增強人體免疫功能，均有一定的防癌抗癌作用。有研究表明蘆筍中的天冬醯胺，能有效地控制癌細胞生長，對急性淋巴性白血病患者其白血球的脫氫酶有一定的抑制作用，故對白血病、淋巴癌、乳癌、肺癌等均有特殊的療效。

而蘆筍提取物對抗白老鼠移植瘤的實驗也表明，它有明顯的抑癌作用。

美味健康吃法

蘆筍常用作菜餚，如蘆筍炒豆干、蘆筍清炒百合和蘆筍肉絲等、烹飪方法與一般莖類植物相同。

每日取鮮蘆筍 60 克，煮湯飲用，早晚各 1 次，有一定的防癌抗癌作用。

鮮蘆筍煮熟搗爛，日服 3 次，每次 2 匙，常服對消化道、肺、膀胱腫瘤有輔助治療作用。

鮮蘆筍 50 克洗淨切碎，加紅棗 10 枚，洗淨；與白米 100 克，煨煮成稠粥，早晚分 2 次溫服。有健脾和胃、防癌抗癌之功效，適用於各種癌症的輔助治療，尤其對乳癌和消化道癌的輔助治療有積極作用。

番茄 Tomato　防治胃癌、攝護腺癌

番茄原產地在祕魯和墨西哥，果實營養豐富，具特殊風味。

番茄富含醣類、蛋白質以及豐富的維生素等多種營養，既可為菜餚原料，也可以當做水果吃。因此，被譽為「水果型蔬菜」。

科學家研究揭曉，紅色蔬果中常含有豐富的植物化學成分，包括黃酮類化合物、抗氧化劑和番茄紅素等。這些成分均具有防癌抗癌作用。

番茄中最精彩的成分莫過於番茄紅素，它以強大的抗氧化功效和預防癌症功能而著稱。番茄紅素清除自由基的功效遠勝於類胡蘿蔔素和其他維生素，**是迄今為止所發現的抗氧化能力最強的天然物質**。

番茄紅素是植物中所含的一種天然色素，屬類胡蘿蔔素，主要存在於茄科植物番茄的成熟果實中。其他蔬果，如西瓜、南瓜、胡蘿蔔、柿子、芒果、葡萄、草莓、木瓜、番石榴、柑橘以及茶葉中，也含有微量的番茄紅素，但以番茄中含量最高。

日本某醫學研究所對四個胃癌發病率不同的地區進行調查，測定居民血液中維生素 A、維生素 C、維生素 E 和 β-胡蘿蔔素、番茄紅素的水平，發現血液番茄紅素的濃度越高，胃癌發病率則越低。

近幾年，科學家們發現番茄紅素尤其對攝護腺癌有明顯的抑制作用。美國哈佛大學公共衛生學院進行了為期 4 年的追踪研究，發現每週至少吃 10 份番茄產品（如番茄、番茄醬和披薩醬）的人，發生攝護腺癌的機會減少 34%。另外，與體內番茄紅素濃度較低的女性相比，體內番茄紅素濃度高的女性，患子宮頸癌的機率也比較小。

番茄紅素是如何抗癌的呢？研究揭示，它有多種方式：

1. 透過一系列的生化作用，番茄紅素能促進癌細胞分化（向良性方向轉化），抑制癌細胞增殖。

2. 可增強人體免疫功能。番茄紅素能促進一些具有防癌、抗癌作用的細胞素分泌，如白血球介素 -2（IL-2）等，並刺激淋巴細胞對癌細胞的溶解作用。

3. 細胞的老化、損傷和 DNA 突變都和自由基作用有關，而抗氧化劑（如番茄紅素等）可有效清除自由基，從而發揮綜合保健作用。

美味健康吃法

臨床中，常有患者諮詢，番茄是生吃還是熟吃好呢？

美國學者做過一項人體吸收番茄紅素的研究，得出的結論是：攝入未加工的番茄等富含番茄紅素的食物，血液中番茄紅素的濃度變化不大；而攝入經加熱加工的製品，血液中番茄紅素的含量增加了 3 倍。這是因為生番茄的番茄紅素可能被留在基質中；而加熱後細胞壁破裂，減弱了番茄紅素與組織基質間的結合力，從而使番茄紅素更容易溶出。

番茄紅素是脂溶性成分，喜歡油脂，所以炒番茄或者做湯等都是加工番茄的很好方式，而生吃吸收率很低。

苦瓜 Bitter gourd　維生素 C 的寶庫

苦瓜為葫蘆科植物苦瓜的果實。也稱為涼瓜、癩瓜，是夏季人們常常食用的一種保健食物。

中醫學認為，苦瓜性寒、味苦，具有清熱祛暑、利尿涼血等的作用，可用於熱病煩渴、目赤腫痛、痢疾和少尿等症。

適當飲食，有助於防止癌症的發生和促進癌腫的好轉。苦瓜含豐富的維生素 C，可提高人體免疫力，苦瓜富含維生素 E，其含量是絲瓜、絲瓜、香瓜的 10 ～ 12 倍，還含有蛋白質、胡蘿蔔素及多種胺基酸等營養物質。常吃苦瓜，有助於防止癌症的發生和促進癌腫的好轉。

苦瓜汁含有類似奎寧的蛋白成分，能加強巨噬細胞的吞噬功能，對淋巴肉瘤和白血病等有效。從苦瓜種子中提取的胰蛋白酶抑制劑，可抑制癌細胞分泌的蛋白酶，從而阻止腫瘤的生長。

新鮮苦瓜汁液中含有苦瓜苷和類似胰島素的物質，具有很好的降血糖作用，是高血糖和糖尿病患者理想的降糖食品。

美味健康吃法

苦瓜味雖苦，但民間傳說苦瓜有一種「不傳己苦與他物」的特點。苦瓜與任何菜餚同炒同煮，都不會把苦味傳給對方，故人們譽之為「君子菜」。

常見的食用方法有涼拌苦瓜、苦瓜小排湯、苦瓜汁等。

在臨床應用時，可取乾苦瓜一條，蔥末少許。將苦瓜洗淨切開，去瓤切片。待鍋內水燒沸後，放入苦瓜用小火慢慢燉煮，至苦瓜熟軟，加少許食鹽和蔥末，調勻食用。本方具有清熱潤喉的功效，適用於喉癌的輔助治療。

由於苦瓜味苦性寒涼，故胃寒體虛者，慎用。

茄子 Eggplant 抑制消化道腫瘤細胞的增殖

茄子為茄科植物。其外形似果，肉質鮮嫩，風味獨特，是為數不多的紫色蔬菜之一。

茄子含龍葵鹼，能抑制消化道腫瘤細胞的增殖，特別對胃癌、直腸癌有很好的療效。現代藥理研究表明，用含有龍葵鹼的復方製劑，對白老鼠 H22 腹水型癌細胞的增殖有明顯抑制作用，抑制率達到 87.35%。由於紫茄子中龍葵鹼含量較其他品種茄子高，所以**抗癌以紫茄子為佳**。

另外，茄子所含的酚、葉綠素及膳食纖維等也均有一定的抗癌作用，所含的花色苷是一種紫色色素成分，屬黃酮類中的一種，具有抗氧化、抗腫瘤作用。

美味健康吃法

日本食品綜合研究所發現，蔬菜被加熱後，茄子和花椰菜的抑癌效果最為明顯。人們日常食用的蔬菜，大多以加熱方式烹飪。但是不管是新鮮還是冰凍的蔬菜，經過加熱後，保健功效都會大打折扣。因此，蔬果在加熱後不至於降低其抑癌活性，這是人們特別期待的。實驗表明：茄子經過 100℃、20 分鐘加熱後，依然保持了高達 82.7%的抑癌功效；花椰菜、油菜、菠菜的抑癌功效也都維持在 70%以上。

茄子物美價廉，是老百姓喜愛的夏季佳蔬。茄子的烹調方法較多，炒、燒、蒸、涼拌、做湯等皆宜。茄子含維生素較多，維生素在高溫環境下，容易被破壞，所以茄子不適合高溫煎炸。茄子對油的吸收率較高，可適當選用炒的烹調方式，能有效地吸收植物油中的維生素 E，而維生素 E 有抗癌作用，可以與茄子合作增強抗癌效果。

《笑林廣記》曾記載一個茄子故事，頗為有趣。一位坐館先生，東家一日三餐供他下飯的都是鹹菜，而東家園中長了許多又肥又大的茄子，卻從不給他吃。時間長了，坐館先生鹹菜吃膩了，忍無可忍，於是題詩示意：東家茄子滿園爛，不予先生供一餐。沒想到從此以後，東家頓頓給他吃茄子，連鹹菜的影子也不見了，這位先生吃茄子又吃怕了，卻有苦說不出，只好續詩一首：不料一茄茄到底，惹茄容易退茄難。

可見，任何食物即使再誘人美味，如果天天食用，不注意多樣化，也會難以接受的。

平常食用茄子時，注意葷素搭配，並留意茄子烹調的多樣化，如香油拌茄子、魚香茄子、炒茄子、多味茄泥、茄子肉餅等。

有學者發現，茄子皮也有一定的抑制癌細胞繁殖的功效，因此，做抗癌食療時，應充分利用茄子皮，不應丟棄。

癌症患者若出現胃部脹痛、食慾不振等情況，可用茄子 300 克，香菜、蒜片各 5 克，醬油、食油、鹽少許，先將茄子煸炒後，加入調味料，最後放上香菜末，烹製食用。

若癌症患者見脾不健運、胃口不開者，可用鮮茄 250 克，清蒸加調味品連服數天，可健脾和運，調理脾胃。

對於喉癌咽喉部疼痛燥熱者，可用茄子蒸熟，醋醃 4 小時後食用，有一定的止痛作用。

南瓜 Pumpkin　攝護腺疾病的剋星

南瓜又名麥瓜、金冬瓜、倭瓜等，原產中國、印度和美國。南瓜青果作菜，熟果作糧，營養豐富，甘甜適口，食用價值高。

它的種子、莖、葉和花等均可入藥。

南瓜中含有鉬營養素，鉬能消除致癌物質亞硝胺導致的突變作用，故有抗癌的功效。

美味健康吃法

南瓜也被稱為「抗癌食物」，是臨床食療方的常用食材。

如南瓜粥：南瓜 500 克，白米 200 克。南瓜切成小塊與白米同煮成粥，此粥對於手術和化療後的病人，都可補中益氣，促進人體恢復。

南瓜還可做成南瓜飯、南瓜湯和南瓜餅，均味道可口，對於癌症患者治療後，胃口欠佳，不想吃飯者，可改善食慾，促進胃口好轉。

南瓜子是攝護腺疾病的剋星。美國研究表明，每天吃上 50 克左右的南瓜子，可較為有效地防治攝護腺疾病。這是由於攝護腺分泌激素的功能要依靠脂肪酸，而南瓜子就富含脂肪酸，可使攝護腺保持良好功能。其所含的活性成分可消除攝護腺炎初期的腫脹，同時還有預防攝護腺癌的作用。

何裕民教授很早就習慣於囑咐攝護腺癌患者多食南瓜子。後來閒談中得知，他早年修習中醫各家學說，了解到中醫歷史書籍中就有南瓜子治療類似攝護腺疾病的記載。他在 20 世紀 80 年代又獲悉一個真實的案例，更啟發他善用本品。

一位台灣佃戶的後代，求學於教授，告知其祖父在地主家打工，年紀大了，患小便淋漓不盡（或攝護腺癌、或攝護腺腫大）。因為年尾幫地主炒南瓜子，量很大，炒了多天。祖父就邊炒邊偷著吃，當晚小便就有改善，後來偷偷私藏了不少，常閒著吃，居然小便淋漓之病或愈。一傳十，十傳百，當地人就常以南瓜子治療此類疾病，而小便淋漓不盡多為攝護腺病變。

除此之外，中醫學中，南瓜子被認為是殺蟲良藥，現代研究揭示，它對人體內寄生蟲（如蟯蟲、鉤蟲等）和血吸蟲具有很好的殺滅作用，是血吸蟲病的首選食療之品。

黃瓜 Cucumber　清熱利水解毒

黃瓜，原產印度，張騫出使西域時引入中國，是主要的夏菜之一。以青瓜供食用，或作藥用。

據《日用本草》記載，黃瓜「除胸中熱，解煩渴，利水道」。黃瓜有明確的清熱利水解毒作用，含有各種揮發油，聞之清香，食之清脆，能刺激食慾，生津開胃，止渴解暑，利尿提神。

黃瓜蒂味道之苦，常被人們棄之。然而在醫學上，它卻是一味不可多得的良藥。據相關資料的研究表明，黃瓜蒂含葫蘆素C，能激發人體免疫功能，可消除原發性肝癌病痛，延長患者生存期。

美味健康吃法

家常食用方法有多種，如黃瓜肉片、涼拌黃瓜、紫菜黃瓜湯等等。

3-3 菌菇類

食用的菌菇類是近幾十年來最被看好的健康食品。日常食用的菌菇類包括靈芝、香菇、蘑菇、平菇、草菇和猴頭菇等，大都營養價值高，含豐富的蛋白質、各種維生素和礦物質。

臨床觀察表明靈芝、茯苓等能潤澤肌膚、容顏悅色、輕身不老；白木耳則有強精壯體、美容嫩膚等功效；黑木耳有抗脂質過氧化的作用，脂質過氧化與衰老有密切的關係，經常吃黑木耳可延緩衰老。常食各種野山菌也能發揮美容養顏的食療功效。

幾乎所有的菌菇類都具有提高免疫力的功效。各類食用菌中含有豐富的酶及多醣等活性物質，參與人體多種代謝反應，並可提高巨噬細胞的吞噬能力及淋巴細胞、抗體、補體的水平，產生干擾素誘發作用，發揮防癌抗癌的作用。

美國的一項癌症研究發現，香菇、草菇、香菇和蘑菇等食用菌中提取的多醣物質，如香菇多醣體、蘑菇多醣，對白老鼠皮下移植肉瘤有很強的抑制作用，而且可透過增強動物的免疫機能來抑制腫瘤的發生。

靈芝 Ganoderma　最佳的免疫調節劑

靈芝，又稱靈芝草、神芝、仙草等，是多孔菌科植物赤芝或紫芝的全株。《神農本草經》記載：「靈芝味苦、性平、無毒、益心氣、解胸中結，能補中，增智慧，久用輕身不老，具延年益壽之效，故被列為上藥。」《本草綱目》記載：「靈芝性平，味苦，無毒，主胸中結，益心氣，補中，增智慧，不忘，久服輕身不老，延年神仙。」

經過多年的現代藥理學研究證實，靈芝對於增強人體免疫力，調節血糖，控制血壓，輔助腫瘤放療、化療，保肝護肝，促進睡眠等方面均具有顯著療效。

靈芝是最佳的免疫功能調節劑和活性劑，可顯著提高人體的免疫功能，增強患者自身的抗癌能力。靈芝可透過促進白血球介素 -2（IL-2）等內源性抗癌物質的生成，以及借助其中某些有效成分，強烈抑制癌細胞生長，成為防癌抗癌以及癌症輔助治療的優秀藥物。靈芝對人體幾乎沒有任何毒副作用。這種無毒性的免疫活化劑，其優點恰恰是許多腫瘤化療藥物和其他免疫促進劑都不具有的。

靈芝多醣是良好的生物反應調節劑，可提高人體自身防禦機制。靈芝多醣參與抗腫瘤的免疫系統，促進 T 淋巴細胞的增殖分化，增強巨噬細胞的活力，提高免疫活性細胞的殺傷力；還能促進蛋白合成，抑制病灶發展、惡化；提高患者生活質量，延長生存時間，是一種有效的化療增效減毒劑。

美國紐約癌症紀念中心報告表明從靈芝中提取一種由 4 種單醣和 18 種胺基酸組成的混合料可抑制肉瘤 S-180 生長，抑瘤率達 87％，其中 1 ／ 3 腫瘤完全消失。日本學者認為靈芝用於癌症手術後，促使其康復及抑制癌細胞，效果極佳。此外，靈芝尚可阻止癌細胞轉移，並發揮止痛、延長壽命等重要作用。

何裕民教授善於運用靈芝抗癌是遠近聞名的。尤其為人稱道的是對諸如晚期胰臟癌（包括胰腺神經內分泌癌等）多處轉移（含肝轉移、腎轉移等）者，借助靈芝萃取物，配合中藥等，居然獲得痊癒，而且受益者達幾十例之多。中國中央媒體（如《人民日報》）等都大版介紹此類看似不可能的奇蹟。因此靈芝抗癌的功效是肯定的。且根據何教授的經驗，靈芝還需講究品種、提取工藝、配方組合等。

香菇 Shiitake　天然的免疫增強劑

香菇乃食物中之珍品，古人譽為「素食之王」、「蘑菇皇后」，可見其在菌菇家族中的地位。香菇的營養成分極為豐富，味道無比鮮美，是益壽延年的上品。

香菇中的香菇多醣體，是具有特殊生理活性的一種物質，也是香菇中最有效的活性成分。科學研究表明，**香菇多醣體具有顯著的抑制腫瘤活性和提高人體免疫功能的作用**，被確認為是 T 淋巴細胞的特異性免疫佐劑，能增強對抗原刺激的免疫反應，使受抑制的輔助性 T 淋巴細胞的功能得以恢復，有較好的抗腫瘤作用，是公認的天然免疫增強劑。

在臨床上，香菇多醣體常常用於白血病、胃癌、肺癌、乳癌、大腸癌和直腸癌等腫瘤的輔助治療；與化療藥物合用，具有減輕化療藥物毒性、緩解症狀和糾正微量營養素失調等作用。各種癌症手術後，持續食用香菇可防止癌細胞轉移。這是由於香菇多醣體能使病人血清中的某種蛋白成分增高，而這種蛋白成分，能夠促進淋巴母細胞的轉化，從而促進腫瘤的消退。

美味健康吃法

香菇多醣體很容易被吸收，故一般口服食用即可，無需借助針劑、注射液等。

香菇的食用方法很多，可以單獨食用，也可以與雞鴨魚肉相配；可以炒、燒，也可以煮、燉；既可以做成美味的菜餚，也可以做成可口的清湯。

經常食用的有香菇菜心、香菇冬筍、香菇燉雞、香菇肉片、香菇豆腐等。

也可將香菇煮湯服用，有輔助治療作用。癌症手術後的患者堅持服香菇湯，有利於防止癌細胞轉移，健康人吃香菇，可以預防癌症發生。

香菇雖是好東西，也不可過量，腹脹胸悶者不宜多吃。

香菇中含有的鉀營養素較多，高血鉀者和長期服用毛地黃類藥物的患者都應該注意。

香菇中含嘌呤較高，高尿酸血症及痛風患者不宜多食。

蘑菇 Mushroom　降低焦慮情緒

蘑菇營養豐富，富含人體所需的必需胺基酸、礦物質、維生素和多醣等營養成分，是一種常用的高蛋白、低脂肪的營養保健食品。

蘑菇提取物具有一定的抗癌功能，並能使人體免疫系統有效抵禦癌細胞侵襲。藥用蘑菇還可減少放療和化療的副作用，提高晚期癌症病人的生活質量。它們能激發人體網狀內皮系統釋放出干擾素，以阻撓癌細胞的生長。

科學家最新研究顯示，蘑菇中一種具有迷幻作用的成分「裸蓋菇素」（Psilocybin），可有效減輕癌症患者的焦慮情緒。美國加州大學的研究人員對 12 位情緒焦慮的晚期癌症患者進行了測試，每天接受一劑裸蓋菇素或者維生素菸鹼酸。2 週後，服用裸蓋菇素的癌症患者明顯感到抑鬱和焦急的情緒症狀減輕；但接受維生素菸鹼酸的癌症患者卻並未得到改善。6 個月之後，服用裸蓋菇素的癌症患者比測試前的情緒更有顯著變化，且服用裸蓋菇素並沒有副作用。

攝護腺癌是男性常見的癌症，每年有 54.3 萬個新發病例。美國研究人員發現，蘑菇萃取液也許能增強一種治療攝護腺癌的重要化學藥物的功效。研究人員把「桑黃」的萃取液加入到小劑量的鏈黴菌中，發現鏈黴菌與桑黃萃取液混合後，殺死癌細胞的功效與大劑量鏈黴菌的功效相同，且不會傷害健康細胞。這項研究顯示，小劑量的治癌藥物與桑黃萃取液混合後，在治療攝護腺癌方面比大劑量治癌藥物更有效、副作用更小。這一研究結果刊登在《英國癌症雜誌》（*British Journal of Cancer*）上。

這也進一步說明，在癌症治療的同時，適當輔以有效的食物療法，可以提高療效，並減少毒副作用。

黑木耳 Black fungus　防治消化道腫瘤

黑木耳色澤黑褐，味道鮮美，可素可葷，營養豐富，被譽為「素中之葷」。

它含有豐富的蛋白質、脂肪、碳水化合物、纖維素、膠質，以及磷、鐵、鈣、鎂等，具有滋陰、活血、潤燥功效，也是保健養生之上品。

黑木耳中含有豐富的纖維素和植物性膠原，這兩種物質能夠促進胃腸蠕動，促使腸道脂肪食物的排泄，從而防止肥胖和便祕；胃腸蠕動加強過程中，促進有毒物質被及時清除和排出，更發揮預防大腸癌及其他消化系統癌症的作用。

有研究發現，黑木耳濃縮液可促進體液免疫功能，增強人體抗病力，有防癌作用。黑木耳多醣蛋白可抑制小鼠肉瘤 S-180，抑制率為 40%～ 50%，對艾氏腹水癌抑制率可高達 80%。

眾所周知，黑木耳還是降血脂的佳品。

美味健康吃法

日常飲食時，可用黑木耳燉豆腐、紅棗木耳湯、黑木耳炒蛋等。

3-4 豆類

廣義上，豆科植物屬於蔬菜類，但由於此科植物種類豐富，在人類（尤其是華人）的飲食營養、健康維護及疾病防範中極具意義，故分別論之。

大豆 Soybean　抑制腫瘤血管生成

大豆為豆科植物大豆的種皮黃色的種子，因其色黃，故又俗稱黃豆。它是古人早期培育的特產，也是主要的油料作物之一。其營養豐富而全面，故有「豆中之王」美譽。

研究證實大豆含有植物性雌激素異黃酮，前已述及，異黃酮具有雌激素的作用。但它只是與體內雌激素有相似結構，能夠與雌激素受體結合，表現為「類雌激素」活性和抗雌激素活性。但與合成激素是完全不同的物質，並無合成激素的副作用。

關於大豆異黃酮防治腫瘤的機制研究較多，認為主要與其有類雌激素的作用，並富含抑制腫瘤細胞形成過程中的多種酶（如酪胺酸蛋白激酶等），具有抗氧化、調節細胞週期、誘導細胞凋亡、抑制腫瘤血管生成等的作用有關。

美味健康吃法

大豆雖然營養價值高，但在食用大豆時要注意三點：

1. 大豆吃天然的好。人工合成的大豆異黃酮，特別是那些以「補充劑」形式提供者，可能會增加患乳癌的危險。因此多吃點豆製品是植物異黃酮最好的補充形式！

2. 大豆中含有棉籽糖和水蘇糖，不易消化。人體腸道沒有對這兩種糖進行分解的酶，如過量食用，大腸的微生物對這兩種糖進行發酵產氣，容易出現腹脹、腹瀉等不適症狀。

3. 腎臟功能不好，或者尿酸偏高者，不宜多吃。豆製品含嘌呤較多，過多食用，會加重腎臟的負擔，不利於身體健康。

豆腐：珍貴的食中白玉

豆腐，古稱「黎福」，其味美、養眼（外觀漂亮），且保健功效彰著。在第二次世界大戰時，豆腐曾被稱為「田裡的牛肉」。

中醫學認為其味甘性涼，具有益氣和中、生津解毒等功效，是保健上品，可用於赤眼、消渴、痢疾等症。

由於分解之緣故，豆腐的蛋白質易於被人體消化吸收。其所含的不飽和脂肪酸高達61％，且含較高的鈣和鎂，但卻不含膽固醇，故對動脈硬化和心臟病等的防範，十分有益。

豆腐具有令人驚訝的抗癌效果。許多研究發現，東方人患乳癌、大腸癌和攝護腺癌的機率只有西方人的1／4，研究者認為東方人嗜食豆腐是原因之一，因為黃豆蛋白中含有較多的大豆異黃酮（也是一種抗氧化劑）。

豆腐渣：也是營養品

豆腐渣是製豆腐時濾去漿汁後所剩下的渣滓。含有較豐富的營養物質，其粗蛋白含量可達25％～30％，長期被農民充當豬飼料、肥料，只是在大災之年才有人以此充飢。

豆腐渣中含有豐富的纖維素、果膠、木質素，可有力地吸附食物中的致癌物，癌症患者加食豆腐渣後，不僅能夠提高療效，而且能夠防止後期的復發等。

但許多人對豆腐渣不感興趣，這與未經加工的豆腐渣乾澀難嚥有關。其實只要經過合理烹調，豆腐渣也是餐桌上的一道美味。可將豆腐渣用植物油及少許蔥、薑、鹽、味精炒熟，口感便大大改善。既能當主食，又能當菜餚。若將豆腐渣與發酵麵共同揉勻，或再加少許蔥、薑、香菜等，蒸發成糕、饅頭，更不失為一道「美味餐」，也特別適合糖尿病患者食用。

豆漿：真正的健康飲品

豆漿是由大豆用水泡浸後，經磨碎、過濾，煮沸而成的飲料，它既保留了大豆中大部分營養成分和生理活性物質，如大豆蛋白、鉀、鎂、維生素 B 群和大豆異黃酮等，又美味可口；加熱時還常常香氣撲鼻。

中醫學認為，豆漿具有補虛潤燥、清肺化痰等作用，可用於虛勞、咳嗽、便祕、缺鐵性貧血、痰火哮喘等症。《藥性考》稱其功效為：清熱下氣，利便通腸，能止淋濁；《隨息居飲食譜》認為豆漿可清肺補胃，潤燥化痰。

在臨床中，乳癌及其他婦科腫瘤（如卵巢癌、子宮內膜癌、子宮頸癌等）患者，常常會問同樣一個問題：婦科腫瘤患者能喝豆漿嗎？

豆漿中含有多種有利於預防癌症的物質，包括大豆異黃酮、胰蛋白酶抑制劑、凝集素、植酸和皂素等，與其他豆製品相比，它們在豆漿中均有較好保存。

多項研究表明，作為大豆異黃酮的重要來源，豆漿可有效提高人體內的大豆異黃酮濃度，從而幫助降低患乳癌和攝護腺癌的風險。研究發現經常喝豆漿（每天超過 1 次）能有效降低攝護腺癌的發病風險；與不喝豆漿的人相比，攝護腺癌的發病率降低

70%。除能幫助預防乳癌和攝護腺癌等激素依賴性癌症外，豆漿及大豆對於大腸癌、肝癌、白血病和皮膚癌等多種癌症也有預防作用。如每天食用 100 ～ 150 克的豆腐，再喝一杯 240 毫升的豆漿，就可以攝取到 30 ～ 50 毫克的異黃酮，達到人體健康所需的保護量。

研究發現，豆漿是所有豆製品中胰蛋白酶抑制劑殘留量最高的食品。測定發現：家製豆漿和市售豆漿中，胰蛋白酶抑制劑的殘留活性在 9%～ 12%，這對於預防癌症具有一定意義。近年來，體外實驗和動物研究均證實了胰蛋白酶抑制劑對於癌症發生過程的阻斷作用及對癌細胞的直接抑殺作用。一項有關化學抑癌劑對大腸癌抑制效果的綜合分析證明，在 160 種化學物質中，一種來自大豆的蛋白酶抑制劑對氧化偶氮甲烷誘導的白老鼠大腸癌具有最大的抑制效果。因此，蛋白酶抑制劑有可能成為極有前途的化學抗癌劑。

刀豆 Sword bean　止嘔良藥

刀豆為豆科植物刀豆的種子，原產印度、南美洲，以嫩莢及豆粒供食用或藥用，是人們常食的豆類蔬菜。

中醫學認為刀豆性溫，味甘。《本草綱目》記載，刀豆具有「溫中下氣，利腸胃，止呃逆，益腎補元」之功，常可用於虛寒呃逆、嘔吐、腹脹、腎虛腰痛等症。

刀豆中鐵和胡蘿蔔素含量較高，還含尿素酶、血球凝集素、刀豆胺酸、糖苷酶、精胺酸酶、絲胺酸等。所含的血球凝集素，可刺激淋巴細胞，使之轉變為淋巴母細胞，增強人體的免疫功能，並能凝聚癌細胞和各種致癌物質引起的變形細胞，卻對正常細胞無礙，故具有防癌抗癌作用。

美味健康吃法

食用時，可烹飪成菜餚，或做成刀豆生薑湯、刀豆粉等。

豌豆 Pea　抗癌佳品

豌豆為豆科植物豌豆的種仁，也稱寒豆、雪豆等。

中醫學認為，豌豆性平，味甘，具有益中氣，利小便，消癰腫的功效，可用於脾胃不和、心腹脹痛、癰腫等症。

據現代醫學分析，豌豆所含的銅、鉻等微量營養素較多。銅有利於造血組織、骨骼和腦等的發育；鉻有利於糖和脂肪的代謝，幫助維持胰島素的正常功能。

豌豆含有膽鹼、蛋胺酸等物質，這些成分有助於防止動脈粥樣硬化。故食用豌豆對糖尿病、心臟病、高血壓患者有益。

豌豆還含有類黃酮、胡蘿蔔素、核黃素和抗壞血酸等成分，胡蘿蔔素可防止人體致癌物質的合成，降低多種癌症的發病率，故豌豆也是防癌抗癌佳品。

豌豆富含粗纖維，可促進腸道蠕動，促進排便，減少腸癌的發生。

美味健康吃法

日常飲食中，豌豆可做成豌豆粥，豌豆蛋花湯、豌豆燉豬蹄等等。

3-5　水果類

水果是對部分可以食用的植物果實和種子的統稱。它往往是指那些多汁且有甜味的果實或種子。這類果實不但含有豐富的營養，可以充飢；且能幫助消化，部分還有奇特的保健功效。

蘋果 Apple　全方位的健康水果

蘋果是薔薇科屬落葉喬木蘋果樹的果實，是人們最熟悉的水果之一，是世界四大水果之冠，被譽為「全方位的健康水果」。

中醫認為蘋果具有生津止渴、潤肺除煩、健脾益胃、潤腸止瀉、解暑、醒酒等功效。傳說漢代司馬相如有消渴病（糖尿病），病後免官，家居茂陵，終日無所事事，飽食蘋果，結果病自癒。

蘋果的防癌作用一直被人們所關注。波蘭科學家發表的一項研究結果顯示，每天吃一個蘋果，能夠將患大腸癌的機率降低65%；每天再多吃一個，風險更會減半。而其他的水果或蔬菜則沒有這樣的神奇效果。研究人員認為，蘋果之所以具有降低患腸癌風險的作用，可能是因為蘋果中類黃酮含量較高之故。**類黃酮集中於蘋果皮，可發揮抗氧化劑的作用，以阻止有害分子或自由基對人體組織造成的損傷，從而抑制癌症的發生和細胞增殖**。

美國康乃爾大學的研究人員也發現，吃蘋果皮有助於預防癌症。研究人員對某些紅蘋果的皮進行分析研究，從中發現了12 種混合性的三萜類化合物，其中，有 3 種是新發現的。他們把每種三萜類化合物分離出來，在實驗研究中分別用它們對付癌細胞。結果發現每種三萜類化合物都能發揮抑制癌細胞生長或殺死癌細胞的作用，但對不同癌細胞所發揮的抑制作用不一樣。其中，對肝癌細胞、大腸癌細胞及乳癌細胞尤其明顯。研究人員以低、中、高劑量（相當於人一天吃 1 個、3 個和 6 個蘋果）餵食易患乳癌的白老鼠，乳癌的發生率分別降低 17％、39％和 44％，且隨著餵食劑量的提高，腫瘤體積也隨之顯著減小。因此，蘋果皮中富含的三萜類化合物能夠抑制癌細胞生長是被科學研究肯定的。

日本的研究證實蘋果中的多酚能夠抑制癌細胞的增殖。法國的研究表明蘋果中的原花青素能預防大腸癌。新加坡研究人員發現紅蘋果和紅辣椒等「紅皮」水果和蔬菜都對乳癌等癌症有防治作用。該國癌症中心的科學家實驗中注意到「紅皮」瓜果蔬菜中所含的某些植物化學成分（如多酚、黃酮類和類胡蘿蔔素等），可有效遏制癌細胞的生長；同時還能降低癌細胞對雌激素的反應能力。該中心負責人表示，當今各類抗癌藥物無一不帶有毒副作用，如果充分利用天然植物化學成分，無疑將減少常規化療的用藥量，對病人來說是一大福音。

水梨 Asian pear　治療肺癌

水梨，落葉喬木梨屬植物的果實。梨屬植物大都源於亞洲東部。自古以來就被推尊為「百果之宗」。

水梨的味道甘甜、微酸，藥用價值廣泛。現空氣污染嚴重，陰霾天較多，**多吃水梨可改善呼吸系統功能，降低肺部受空氣中的小顆粒有害物的負面影響**。故科學家和醫師把水梨稱為「全方位的健康水果」或「全科醫生」。

水梨為秋天成熟的水果，多汁，中醫學認為其性寒，可以潤肺止咳，消炎降火，並有解痰毒、酒毒之功效，具有明顯的滋陰潤燥功效。在氣候乾燥時，人們常感到皮膚瘙癢、口鼻乾燥、乾咳少痰等，民間習慣於此時多吃點水梨，常常可以緩解秋冬乾燥氣候之傷害。

美味健康吃法

水梨可生吃，也可以加工成水梨汁、水梨粥等食用。

梨膏糖治療咳嗽，非常有名。相傳唐代名相魏徵的母親患了咳嗽，請來名醫診治，她卻嫌藥苦，不願服，以至病情加重。後來魏徵想到，母親平素愛吃水梨，便命人將止咳化痰良藥與水梨汁、白糖一起煎熬成梨膏糖，味道甘甜可口，其母親果然愛吃，不久咳嗽便痊癒。後來，梨膏糖便廣泛流傳於民間至今。

在臨床上，何裕民教授善於運用水梨做食療方治療肺癌患者，如用水梨、新鮮白茅根、新鮮蘆根，三者一起榨汁，以緩解患者咳嗽、口鼻乾燥等症狀，效果顯著。

刺梨 Cili　維生素 C 之王

刺梨為薔薇科植物繅絲花的果實，又名茨梨、木水梨等，是滋補健身的營養珍果。

刺梨的藥用價值很高，其花、葉、果、籽均可入藥；其味酸、澀，有消食健脾，收斂止洩的作用，可用於治療積食腹脹、痢疾、腸炎、維生素 C 缺乏症等。

刺梨的果實有很高的醫療價值，刺梨富含超氧化物歧化酶，簡稱「SOD」，能催化超氧化物陰離子自由基的歧化作用，從而可以減輕超氧自由基對人體的損害。因此具有防癌、抗衰老、防輻射、保青春等的諸多功能。

刺梨的果實味酸甜，富含醣類、維生素、胡蘿蔔素、有機酸和20多種胺基酸，尤其是維生素C含量極高。每100克鮮果中維生素C含量是柑橘的70倍，奇異果的20倍，水梨、蘋果的500倍，故被尊為水果中維生素C之王。

刺梨中維生素C含量很高，而維生素C可與亞硝酸胺類物質相互作用，阻斷人體內N-亞硝基化合物的合成，從而可以明確地防範癌症。

奇異果 Kiwi　降低心血管疾病發病率

奇異果是奇異果科奇異果屬植物的果實，原生地為中國，已有一千三百多年的栽培歷史，因為獮猴所喜歡吃，故又稱獮猴桃。奇異果科植物是一大類，全球一共有54種之多，中國獨具了52種，因此，又被稱為中華獮猴桃。

奇異果含有大量維生素C，故可阻止或減少自由基的生成，對切斷癌症的發生進程，有一定的輔助功效。維生素C還可促進干擾素的產生，增強人體的免疫功能，故有抗癌作用。

進一步研究顯示，葉黃素是奇異果中的一種重要的植物化學物，它的存在與防治攝護腺癌和肺癌有關。

奇異果還可以降低冠心病、高血壓、動脈硬化等心血管疾病的發病率。

美味健康吃法

可生食、製果醬，或去皮後和蜂蜜煎湯服。

奇異果偏寒涼，故脾胃虛寒，大便溏瀉者，不宜過多食用。

香蕉 Banana 降血壓，調節心臟功能

香蕉，芭蕉科芭蕉屬植物的果實，屬於熱帶水果，被譽為「智慧之果」。富含鉀，能通便、降低血壓，調節心臟功能，增強骨質，並可保護視力等。

日本學者對香蕉的抗癌作用作了實驗研究。他們在老鼠身上種植了癌細胞，並將老鼠分成兩組。一組老鼠的飼料中給與拌有30%的香蕉粉，另一組給與普通飼料，2個月後觀察腫瘤的大小。實驗結果表明，食用香蕉粉組老鼠的腫瘤重量比對照組輕15%。證明從防癌治癌角度考慮，食用香蕉應該值得大力提倡。

柑橘 Citrus 大腸癌的剋星

柑橘種類很多，是橘、柑、橙、金柑，柚、枳等一大類水果的總稱，它們是芸香科不同屬的多種植物之果實。其中，橘是基本種，柑則是橘與甜橙等其他柑橘的雜種。柑橘類水果都甜酸多汁，含有多種營養成分，如葡萄糖、果糖、果酸、枸櫞酸、維生素B1、鈣、磷和鐵等，而維生素C含量尤其高，營養豐富，深受人們喜愛。

2008年12月在世界柑橘總結大會上，來自美國德州大學蔬菜與水果改良中心的營養學專家明確指出，柑橘營養無可替代，它是人類大腸癌、乳癌、夜盲症和腦血栓等疾病的剋星。

柑橘類水果的防癌抗癌作用得到了人們充分的關注。日本醫學機構透過實驗研究確認，柑橘類水果有較明確的抑癌作用。其中所含的玉米黃質，尤其受到關注。有科研人員對180名健康者血液裡的玉米黃質含量進行測定、比較，結果發現食用柑橘越多者，血液中玉米黃質的含量越高；而玉米黃質對癌細胞有抑制作

用已被證實。故專家建議每天吃 2 個柑橘就可獲得抑癌效果。

研究發現，從柑橘果實中（幼果、果皮、果汁、種子）提取分離並鑑定出的番茄紅素、柑橘苷配基、香豆素和檸檬苦素等活性物質，均具有抗癌作用。

檸檬苦素是引起柑橘類果汁苦味的主要物質，也是柑橘果汁飲料中的苦味成分。近年研究發現，檸檬苦素能夠抑制由化學物質引起的肝癌、小腸癌、口腔癌和胃癌等。

香豆素是目前經科學家充分肯定的抗癌物質。研究表明，香豆素的抗癌功能形成途徑主要有兩方面：一是香豆素透過解毒酶的作用使致癌物質失效；二是與癌物質對抗，抑制其代謝。

葡萄 Grape　誘導癌細胞凋亡

葡萄，是落葉葡萄屬藤本植物的果實。人類在七千多年前就開始栽培葡萄果樹，產量幾乎占全世界所有水果的 1 ／ 4；葡萄的營養價值很高，還可製成葡萄汁、葡萄乾和葡萄酒等。

「吃葡萄不吐葡萄皮」是人們熟知的一句繞口令，現在看來這句話還真有科學道理。墨西哥 21 世紀國家醫學中心的專家說，葡萄內所含的黃酮類物質有助於減少血液中的有害膽固醇，並有防癌作用。他們認為特別是葡萄皮中含有黃酮類物質，這種物質能促使血中的高密度脂蛋白升高。高密度脂蛋白可將有害膽固醇從肝外組織轉運到肝臟進行代謝，從而降低血中有害膽固醇水平，防止動脈粥樣硬化，以保護心血管，且葡萄皮的顏色越深，其中黃酮類物質的含量就越高。甚至有專家建議每天吃 12 顆葡萄比較適宜。

美國科學家發現，紫葡萄皮中含一種叫白藜蘆醇（Resveratrol）的抗癌物質，具有很強的遏制組織細胞內的癌基因作用的功效，對癌變的起始、促進和進展三階段均有抑制作用。白藜蘆醇透過抑制 RNA 還原酶與 DNA 聚合酶的活性，阻斷癌細胞的增殖，並誘導癌細胞的凋亡；還有抗氧化、抗自由基及抗突變等的輔助功效；且能抑制與癌變有關的酶等生物活性，從而發揮良好的抗癌作用。

世界多國科學家先後用多種腫瘤細胞株進行研究，證明白藜蘆醇確實能誘導癌細胞的凋亡。由於其對癌細胞的全能性抑制作用，故越來越受各國科學家關注。由於這種物質在果皮中的含量遠比肉汁中的要多，故**經常連皮生吃紫葡萄，可有效地防止癌症的發生**。葡萄皮的組織雖較緻密，但很薄，與果肉同食，並不影響口感。

世界衛生組織認為，全球諸多疾病和死亡與食用水果蔬菜過少有關。葡萄皮等許多水果中所含的成分，如維生素 C、類胡蘿蔔素、維生素 E、類黃酮、葉酸、微量營養素硒和酚類等物質，都和防癌抗癌有關。故**世界衛生組織建議，每人每天最好食用 5 種以上蔬菜和水果**。

無花果 Common fig 健脾清腸

無花果是一種隸屬於桑科榕屬的落葉小喬木的果實，主要生長於熱帶、亞熱帶地區。其味道濃厚、甘甜，具有獨特的清香味，老幼皆宜。除鮮食、藥用外，還可製乾、製果脯、果醬、果汁、罐頭等。

中醫學認為無花果具有健胃清腸、消腫解毒等的功效。《食物本草》曰其「開胃，止瀉痢。」《隨息居飲食譜》歸納其有

「清熱，潤腸」之功。

研究發現無花果水提取物可預防多種癌症（特別是乳癌），對食道癌、胃癌、膀胱癌等也有一定的防治作用。

研究證實，無花果未成熟果實和植物幹的乳汁中均含抗腫瘤的成分。未成熟果實的乳漿中含有補骨脂素、香柑內酯等活性成分，而其成熟果實的果汁中可提取一種芳香物質，二者都具有防癌抗癌、增強人體抗病能力的功效，可預防多種癌症的發生，延緩移植性腺癌、淋巴肉瘤的發展，並促使其退化，且對正常細胞不會產生任何毒害。

山楂 Hawthorn　促進脂肪分解

山楂，又名山里紅，是薔薇科山楂屬植物的果實，屬核果類水果，核質硬，果肉薄，味微酸澀。

山楂素為重要中藥，歷代中醫學家都很看重，是健脾開胃、消食化滯、活血化瘀的良藥，可促進脂肪分解，幫助消化，故而善消肉食，被認為是養顏瘦身的上佳之品。

山楂還有良好的抗癌功效。研究發現，山楂中所含的黃酮類藥效成分牡荊素類化合物，具有較好的抗癌作用。動物實驗表明山楂水煎提取液有抑制白老鼠艾氏腹水癌細胞生長的作用，並可延長生瘤動物的壽命。山楂核水煎液還對人子宮頸癌有明顯的抑制作用，其抑制率高達 70%。可見經常食用山楂，對抗癌有重要意義。

美味健康吃法

山楂果可生吃，或作果醬果糕；也可做成山楂片、蜜山楂等食用。

石榴 Pomegranate
抑制癌組織中新生血管的形成

石榴，是石榴科石榴屬落葉灌木或小喬木的果實，又稱若榴。因花紅若丹，故還有「丹若」和「火石榴」之名；因種子白瑩澈似水晶，所以又冠以「水晶石榴」之美名。

有研究者用硝基四氮唑藍氯化物（Nitrotetrazolium Blue chloride）對人類急性前骨髓性細胞白血病細胞系 HL-60（白血病細胞中的一種系列）的分化進行檢測，發現用了石榴皮萃取物和發酵的石榴汁治療後，非特異性酯酶、特異性酯酶和吞噬細胞的活性都明顯增強。可見，它對上述癌症有一定的抑制作用。

在癌症的發生和代謝過程中，多伴有新生血管組織的形成，為腫瘤組織的生長提供豐富的血液和氧分供應，因此阻斷癌組織新生血管的生成來治療一些實體瘤是有效的手段。研究顯示石榴可抑制癌組織中新生血管的形成。體內試驗中，發酵的石榴汁可有效抑制雞胚胎尿絨毛膜的新生血管形成。

據美國報導，吃石榴或喝石榴汁有助於預防或延緩某些乳癌的生長。一篇刊載於《癌症預防研究》（*Cancer Prevention Research*）期刊的新研究顯示，石榴中富含的一種植物化學物——鞣花丹寧，在實驗室中可阻斷雌激素，抑制乳癌的生長。研究者表示，石榴中的鞣花丹寧可透過抑制芳香族酶而發揮作用，而芳香族酶則是體內合成雌激素的關鍵酶，在乳癌生長中扮演關鍵角色。

綜上所述，石榴是紅豔的營養珍果，其抗癌的潛力不容忽視。

芒果 Mango　預防大腸癌和乳癌

芒果是一種原產於印度的漆樹科常綠喬木的果實，為著名熱帶水果之一。因其果肉細膩，風味獨特，營養豐富，深受人們的喜愛，素有「熱帶果王」之譽稱。芒果果實含有糖、蛋白質、粗纖維等成分，特別是芒果中富含的胡蘿蔔素，是所有水果中少見的。

芒果營養豐富，食用芒果具有美化肌膚、防止高血壓、動脈硬化、便祕、止咳、清腸胃等諸多功效。芒果含芒果酮酸、異芒果醇酸和多酚類化合物均具有抗癌的作用。

多酚是植物中的一種天然物質，與許多物質一起對健康有促進作用。美國研究人員對芒果中的多酚提取物在大腸癌、乳癌、肺癌、白血病和攝護腺癌患者中的作用進行了研究。結果發現芒果對預防大腸癌和乳癌有一定的效果。研究人員對芒果中的多酚（特別是其中的生物活性成分丹寧酸）作用於癌細胞的深層次機理進行了分析，發現癌細胞的分裂週期因多酚而被阻斷，這可能是芒果預防和抑制癌細胞的一種機制。

木瓜 Papaya　殺死癌細胞

通常說的木瓜有兩大類：薔薇科木瓜屬植物木瓜與熱帶水果番木瓜科的木瓜（番木瓜）。薔薇科木瓜屬木瓜藥用，番木科木瓜則可食用。這裡所指的木瓜是指供食用的番木科木瓜。木瓜素有「百益果王」之稱。

研究發現，木瓜葉提取物及用此提取物製成的茶飲料具有很強的抗癌作用。木瓜中所含的木瓜酵素等營養物質可抑制或殺滅人體內多種癌細胞，包括乳癌、肺癌、胰臟癌、子宮頸癌和肝癌等細胞。而且木瓜酵素在殺死這些癌細胞的同時，並不會傷害到正常的人體細胞。

美味健康吃法

食用時，可生吃，也可將木瓜榨汁；或將木瓜葉搗爛，加適量的溫開水後濾出汁液服用；民間的木瓜燉雪蛤，更是著名（但不一定適合所有女性）。

紅棗 Chinese date　抑制癌細胞的擴散

紅棗，又名大棗。為鼠李科棗屬植物的成熟果實，是中國特有的果類，中國的栽培歷史悠久，已有八千多年。棗，自古以來就被列為「五果」（桃、李、梅、杏、棗）之一，生果為大棗，加工後成為紅棗。

紅棗作為藥用很早，《神農本草經》即已收載，歷代藥籍均有記載。至今，棗被視為重要滋補品。李時珍在《本草綱目》中說：棗味甘、性溫，能補中益氣、養血生津，用於治療「脾虛弱、食少便溏、氣血虧虛」等疾病；民間則有「一日食三棗，百歲不顯老」之說。

大棗含大量的維生素 C，是蘋果的 70 ～ 80 倍，被譽為「天然維生素果」。大棗含有大量的核黃素、硫胺素、胡蘿蔔素等多種維生素，具有較強的補益作用，能提高人體免疫功能，增強抗病能力，並可抑制癌細胞生長，促使癌細胞向正常細胞轉化。研究證實紅棗所含的環腺苷酸，每 100 克果肉中高達 50 毫克，對癌細胞具有較強的破壞力，並能抑制癌細胞的擴散作用。

美味健康吃法

紅棗可做成紅棗白米粥、紅棗木耳湯、紅棗粥、人參大棗粥等食用。

沙棘 Sea-buckthorn　防治心血管疾病

沙棘為胡頹子科植物沙棘的果實。果實中富含維生素 C，每 100 克果汁中，維生素 C 含量是奇異果的 2 ～ 3 倍，素有維生素 C 之王的美稱。

沙棘的藥用價值越來越受到了全球的關注，對於預防和治療心腦血管疾病、惡性腫瘤、糖尿病、肝病、腎病、各種炎症等均具有不可替代的作用。20 世紀 80 年代，沙棘就被列為藥食兩用植物。

研究發現，沙棘黃酮可提高血清補體水平，增強巨噬細胞的功能，故既可補充營養，又能提高人體的抗病能力。

沙棘中含有的異鼠李素（Isorhamnetin）、多種沙棘苷、油酸、亞麻酸等，能有效阻斷 N- 亞硝基化合物的合成，比同濃度的維生素 C 的作用都強，可以發揮抗癌之效。

草莓 Strawberry　健脾和胃、滋補氣血

草莓又稱洋莓、地莓，是薔薇科草莓屬植物的通稱。草莓的外觀呈心形，含有特殊的濃郁水果芳香。

草莓味甘酸，具有生津開胃、健脾、潤喉、益肺等功效；常吃還可以鞏固牙齦，清新口氣，潤澤喉部。

草莓還是一種可以排毒的水果，能清潔腸道，保護肝臟。草

莓鞣酸含量豐富，在體內可阻止致癌化學物質的吸收，故具有較高的防癌抗癌作用。

美味健康吃法

草莓亦有滋補氣血作用，可加工成草莓紅棗粥（糯米 200 克、紅棗 50 克，加水，用旺火燒沸後，轉小火煮至糯米酥爛；加入草莓 250 克及適量白糖，拌勻，稍煮即成），本品具有健脾和胃、滋補氣血的功效，適用於久病體虛的腫瘤患者服用。

另外，每天食用 5 ～ 10 枚草莓，對食慾不振、腹脹者，常有滿意的療效。

草莓所含的草莓酸有殺菌、消炎、去腫之功效，故喉嚨腫痛、咽部發炎、嗓子嘶啞者，取 10 多枚草莓榨汁飲用，可去喉痛，消咽炎等。

3-6 魚類及海產品

魚及海產品也是重要的飲食內容之一，其大都營養價值較高；口味不錯，頗受民眾喜愛。

鯽魚 Crucian carp 補虛利水

鯽魚為鯉科動物，分布甚廣，是主要以植物為食的雜食性魚。以前以野生為主，現在則人工飼養的為多。原本其肉質細嫩，魚味甜美，人工飼養則稍微遜色些。

鯽魚營養價值很高，含有豐富的蛋白質、鈣、磷和鐵等礦物質。此魚的藥用價值也極高。中醫認為，其性平味甘，具有和中補虛、除濕利水、補虛羸、溫胃、補中益氣之功效。

美味健康吃法

臨床上，對於癌症患者，鯽魚主要有兩大功效：

一是補虛，是患者蛋白獲取的主要來源。由於習慣認識的偏差，有些腫瘤患者，既想補蛋白，又怕補壞了，故對許多動物類食物視如毒蠍，只能喝點鯽魚湯等。鯽魚豆腐湯、鯽魚蘑菇湯等都是不錯的選擇。

二是利水，本品利水功效突出。臨床對於部分有胸腹水的患者，可以鯽魚熬湯，可適當加些利水劑。如鯽魚 500 克，洗淨，加車前子 30 克，包入藥材袋（滷包袋）裡，加蔥薑蒜少許，鹽和料酒適量，一起熬至濃白湯，喝湯為主，主治胸腹水。

鯽魚還可與蓴菜一起做湯飲用，用於化療放療後脾胃虛弱、飲食不下。此方可調理中焦，補益五臟，促使元氣恢復。

鱔魚 Eel　補虛慎用，增加白血球可試試

鱔魚，是鰓魚科細長鰻形動物的統稱。《雷公炮灸論》就將其列入重要藥物。《本草拾遺》認為其味甘、大溫、無毒，功效為補氣益血，主治虛損、血氣不調等，兼有祛風濕、強筋骨之功。而在《雷公炮灸論》中鱔魚骨也已入藥，其性味鹹、甘、涼，具有解毒、清熱燥濕的作用。

由於鱔魚屬於典型的高蛋白、低脂肪的補益食品，是比較理想的調補物。鱔魚中可分離出「鱔魚素 A」和「鱔魚素 B」兩種物質，有較強的生物活性，故頗受癌症患者或家屬青睞。

現代人們主要用於兩方面，一是補虛，補充蛋白質；二是民間有鱔魚骨補白血球一說，故不少人聽信後，熬鱔魚骨來增加白血球。對於後者（熬鱔魚骨來增加白血球），我們觀察發現有一定效果。可以下列方法為主：黃鱔骨 150 克、瘦肉 50 ～ 100 克、紅棗 6 ～ 8 個、生薑 3 片，水適量，大火煮沸後，改為小火煲，約 1 小時，加入適量調料和食鹽，即可。

對於前者，我們有補充意見，我們發現長期大量食用鱔魚以補蛋白者，似乎偷雞不成蝕把米，因為我們在多例患者中發現它將導致肝腎損傷。深入探究後醒悟到，此物喜生活在稻田、河溪、池塘、湖泊等淤泥質的水底層。今天稻田、河溪等的水底淤泥質已被農藥化肥等嚴重污染，以此為生的鱔魚則接受了污染物的二次污染；而鱔魚又是低等生物，本身排解毒物能力偏弱。長期食用鱔魚，則毒素「轉移」到患者身上，最終損及肝腎。因此，我們不很主張癌症患者為了補蛋白而多食鱔魚之類（也包括

泥鰍等生活在淤泥質的低等動物)。

黃魚 Yellow croaker　補虛極品

黃魚有大黃魚和小黃魚之分，又稱為黃花魚、黃魚等。性味甘、平，有補虛益精，養胃暖中的作用。清代醫學家王孟英認為其「性兼通補」，說明其具有補和瀉的雙重作用。

現代研究認為，黃魚含有豐富的蛋白質、微量營養素和維生素，對人體有很好的補益作用。黃魚含有豐富的微量營養素硒，能清除人體代謝產生的自由基，對防治各種癌症有積極的功效。

小黃魚價格便宜，味道鮮美，是老百姓常食用的魚類，可成為癌症患者重要的蛋白質來源。

美味健康吃法

黃魚的烹飪方式有多種，如黃魚燉豆腐、薺菜黃魚羹、黃魚羹等，對於癌腫手術、放療化療期間胃口不佳者，非常適宜。

白帶魚 Hairtail　補虛澤膚兼抗癌

白帶魚是營養豐富的食用海魚。中醫認為，其味甘性平，具有和中開胃、暖胃補虛等作用。白帶魚不僅是物美價廉的魚類食品，也是一味補虛、澤膚、抗癌的海鮮。

近年來，科學家發現，白帶魚的銀白色「魚鱗」中含有一種抗癌成分 6- 硫鳥嘌呤，能有效地治療急性白血病及其他癌症。6- 硫鳥嘌呤同其他抗癌藥物配伍，還可以治療胃癌、淋巴腫瘤、絨毛膜上皮癌等腫瘤。同時白帶魚含豐富的維生素 A，是一種重要的防癌因子。所以經常食用白帶魚，有防癌抗癌作用。

美味健康吃法

常食白帶魚很有裨益，尤其是癌症患者。同時在食用時，注意不可刮掉白帶魚銀白色的「魚鱗」；且以清蒸烹飪為宜，或可紅燒食用。

魚鰾 Swim bladder 高蛋白食品

魚鰾是魚體內浮沉作用的器官，作為商品被統稱為魚肚，以富有膠質而著稱，為八大海珍之一。

其味甘性平，有補腎益精、滋陰養血之功效。

魚鰾蛋白質含量高達 84.2%，脂肪僅 0.2%，是理想的高蛋白低脂肪食品，亦有相當的滋補作用和藥用價值。黃魚和海鰻等的魚鰾中含有大量的生物大分子膠原蛋白，易於吸收和利用。現已證明，富含膠原蛋白的食物可透過含有膠原蛋白的結合水去影響某些特定組織的生理機能，從而促進生長發育，增強抗病能力，發揮延緩衰老和抵禦癌症的作用。

近年來，有人曾用魚鰾治療癌症，如治療食道癌及胃癌。也有人用黃花魚的魚鰾煮湯喝，配合中西醫治療，報告認為其對鼻咽癌和消化道腫瘤均有緩解症狀作用，可作為一種參考。

蛤蜊 Clam 抑制肝癌

蛤蜊又稱海蛤、文蛤等，乃貝殼類中的珍品。蛤蜊肉質鮮嫩，煮食鮮美無比。清乾隆皇帝下江南時在蘇州嘗蛤蜊後，拍案叫絕，御封它為「天下第一鮮」。從此，這個雅號就流傳至今，聞名於世。

蛤蜊具有很高的食療藥用價值。它含有一種稱為蛤素的糖蛋白，能刺激人體對腫瘤產生免疫功能。蛤蜊的提取液，對染有莫洛尼白血病毒的動物有延長生存期的作用，對腹水型肝癌及肝癌實體瘤的抑制率可達 40%～ 50%。雜色蛤的提取液對肉瘤的抑制率也可達 30%。目前有的國家已利用蛤蜊製成抗癌藥，用於肝癌、甲狀腺癌的臨床治療。

然而，蛤蜊作為性寒而易傷胃的貝殼類食品，以少吃為妙。因貝殼類屬低等生物，在污染嚴重的水域，此等生物更易被污染，而自身清理污染物能力又差，容易轉移到食者體內。

牡蠣 Oyster　抑制腫瘤細胞生長

牡蠣，屬牡蠣科或燕蛤科的雙殼類軟體動物。不僅是一味營養豐富、鮮美可口的食物，還是一種防癌抗癌有實效的海鮮。

中醫學中，牡蠣的肉與殼都入藥，且藥效廣泛，是歷代醫家的常用中藥。

據現代研究，牡蠣全體經磨碎後用無菌水提取、分離、離心等操作而成的製品，對小鼠肉瘤 S-180 有抑制作用。藥物敏感性試驗也證實，牡蠣殼和牡蠣肉對腫瘤細胞有抑制作用。牡蠣肉中含有一種能破壞癌細胞必需的代謝物質的成分，對一些瘤細胞株和動物腫瘤有細胞毒性和抑制其生長的作用。牡蠣肉的水提取物作瘤肉注射，對 A-12、SV-40 病毒誘發的田鼠腫瘤有治療作用。日本醫學專家對十幾種貝類的貝殼和軟體部的熱水提取物測定，發現只有牡蠣殼才能使脾臟產生抗體的數量明顯提高，提示它有免疫增強作用。

研究證實，如果將人的白血球（HL-60）放入試管裡培養，並向被培養的細胞內添加牡蠣肉浸出物時，則細胞內麩胱甘肽的數量約增加 2 倍。而麩胱甘肽可消除人體內產生的自由基和活性氧，防禦和保護人體免遭其害，減少癌症、炎症、風濕性關節炎和動脈硬化等疾病的發生。

近年來，臨床應用牡蠣等藥治療肺癌、胃癌、食道癌、乳癌、甲狀腺癌和惡性淋巴瘤等均取得一定療效，牡蠣已成為名聞遐邇的防癌抗癌食品。味雖美，卻性寒而易傷胃的貝殼類食品，牡蠣仍以少吃為妙。道理不外乎兩點：易被污染而傷及肝腎，性寒而易傷腸胃。

海藻 Seaweed　因地制宜，方顯奇效

海藻，是生長在海中的藻類，是植物界的隱花植物，包括數種不同類以光合作用產生能量的生物；一般都是簡單的低等植物。海藻也稱「海洋蔬菜」。

海藻不僅營養豐富，而且有獨特的抗癌作用和多種保健功能，故被人們稱為「抗癌保健奇蔬」。日本科學家發現，海藻的主要成分為多醣類，其碳水化合物總含量近 60％。海帶、裙帶菜等的褐藻類，都含有豐富的多醣類物質──褐藻膠、甘露醇、岩藻多醣等。藥理研究證明褐藻膠有預防白血病和骨病等作用，還能阻止放射性物質鍶在腸道的吸收；褐藻胺酸可降脂和降壓；海藻澱粉硫酸酯的提取物有一定的抗癌功效。

近年來，人們不斷從海藻中發現多種具有防癌抗癌、抗細菌、抗病毒、抗凝血等的功能性物質。中國研究人員發現，不少海藻及其提取物可用於動物腫瘤的治療，如海帶的熱水提取物，對艾氏腹水癌和移植肉瘤有效；某些海藻則對流行性感冒、子宮頸癌、肺癌、心血管病和慢性支氣管炎等有一定的防治作用。

為了健康長壽，在日常膳食中請勿遺忘了海洋蔬菜。

鑒此，同時需要指出的是，沿海地區的居民因食用海產品較多，加之食用碘鹽，使得這些地區的人群飲食中不僅不缺乏碘，甚至碘有過量趨勢。由於碘攝入過量，導致甲狀腺腫大、甲狀腺結節發病率明顯增多。如果甲狀腺本身有腫大，再過食海帶、紫菜之類食物，很多不僅沒有發揮抗癌作用，甚至誘發了甲狀腺癌。沿海城市甲狀腺癌的發病率明顯上升，就是很好的說明。

因此，對富碘海產品的攝入，需因地制宜。如內陸地區、貧困地區和山區，海產品攝入少，不妨可適當多食海帶、紫菜類海產品，以防止缺碘性甲狀腺疾患；而對富碘的沿海地區，或患有甲狀腺腫塊者，建議不宜多吃海帶，包括紫菜、海蜇皮等海產品，甚至要食用無碘鹽。

海帶 Kelp　鹼性食物之王

海帶屬海藻中的一種，為大葉藻科植物大葉藻的全草，是一種味道鮮美、營養豐富的藻類食品。

中醫早已將其入藥，稱為「昆布」。並認為，海帶性寒，味鹹，有軟堅化痰、利水泄熱的作用，可用於治療癭瘤，結核，水腫和腳氣等症。《本草綱目》曰：治水病，癭瘤，功同海藻。《玉楸藥解》云：清熱軟堅，化痰利水。

海帶含有多種有機物、礦物質和維生素等，有良好的補血功能。海帶含碘豐富，俗稱「含碘冠軍」。碘是甲狀腺素的重要組成部分，對甲狀腺的生理功能和促進蛋白質的合成起著重要作用。缺碘會引起甲狀腺機能減退，從而伴隨甲狀腺激素、泌乳素、性激素的不平衡和紊亂。膳食中碘的攝取量較低時，發生甲狀腺癌的危險性就會增加。

科學家認為缺碘是乳癌的誘因之一，因而常吃海帶有助於預防乳癌。日本婦女乳癌發病率低，可能與經常攝入海帶等藻類食物有關。因此，海帶炒、燉、燒湯等長期食用，可作為預防乳癌、肺癌、食道癌和胃癌的藥膳和輔助治療食品。含碘較多的食物有海帶、紫菜、海蝦、海蜇、黃魚和含碘食鹽等。

海帶素有「鹼性食物之王」的美譽，多吃海帶，可以防止血液酸化，阻斷癌症的發展。海帶中的角質能阻止人體吸收鉛、鉻等重金屬，並促使體內放射性物質及時排出，也有助於有害物質從糞便中瀉出，從而防止便祕，減少誘發癌症的機會。

日本科學家對移植了癌細胞的白老鼠進行實驗，證明從海帶中提取的海帶精具有抗癌作用，特別對腸癌有效。海帶中含有一種叫岩藻多醣的物質，能誘導癌細胞「自殺」，從而發揮抗癌作用，人稱「海洋中的抗癌蔬菜」。

研究發現，將海帶熱水提取液冷凍乾燥後，餵飼移植肉瘤的白小鼠，抑制率可達 76％～ 83％；用狹葉海帶透析內液，對先移植後給藥的白小鼠其抑癌率為 92％；對體外腫瘤細胞的抑制率達 80％～ 90％。

用海帶來保健時，可以用海帶 500 克，切碎，泡入 1,000 毫升的酒中，1 個月後去渣，早晚分次服，每次 1 小盅，可軟堅散結，適用於淋巴結腫大，以及腫瘤轉移見腫塊者。

【盲目亂補的案例 3】

一位年約 60 歲的女性患者，乳癌肺轉移；最初進展較快，經過中西醫治療後，病情控制，肺內病灶明顯縮小。有一年過年後，聽朋友說海帶可以抗乳癌，就拼命食用海帶；

約五月份，突然發現脖子有腫塊隆起，質硬，憋氣；一查，可疑癌變。何教授一看，肯定不會是乳癌轉移；進一步檢查確定為甲狀腺癌。其先生回憶起太太二十五年前甲狀腺曾經做過手術。一查原始資料，當時是腺瘤，局灶性癌變。恍然大悟，原來就是拼命進食海帶惹的禍！患者因此大受打擊，情緒沒再好轉；一年餘抑鬱而死。先生悲痛欲絕。連連說：更難的乳癌肺轉移都挺過來了，卻因為吃太多海帶，冤死於較易控制的甲狀腺癌......

今非昔比！缺碘已經少見，故很多地區，海帶等不宜多吃。

海參 Sea cucumber　滋補要適量

海參為刺參科動物刺參或其他種海參的全體，是華人比較熟悉的海味珍品。

中醫認為，海參味甘性溫，有補腎經、益精髓、養血潤燥的作用，可用於精血虧虛、身體虛弱、消瘦乏力等症，是滋補健身、治病防老之佳品。《本草從新》謂其：補腎益精，壯陽療萎。

海參是美味和高級補品。含有豐富的蛋白質、維生素和各種礦物質，脂肪含量很低，是高蛋白低脂肪食物，為心腦血管疾病人群的食療佳品。

海參有抗衰老作用，海參中所含的明膠比魚肉多，並含有大量黏蛋白，包括硫酸軟骨膠，可防治肌肉早衰現象。

研究表明，海參有一定的抗癌功效，它分泌的海參素對白老鼠肉瘤有抑制作用，可延長白老鼠存活期。美國研究者從海參中萃取出一種化合物，它能夠有效阻礙人類某些癌細胞的生長。另外海參中含有一種叫黏多醣的物質，經試驗能抑制癌細胞的生長和轉移，故海參也是抗癌的海上珍品。

美味健康吃法

家庭食用海參，可做成海參湯、清蒸海參和海參炒肉絲等。

海參性滑利，傷風感冒、身體發熱、脾虛泄瀉、痰多者忌食。另外，高尿酸血症病人、對異體蛋白質過敏的人也不宜多吃海參。

海參因為以前珍貴，又因蛋白質含量豐富、膽固醇和脂肪含量少、營養價值高而備受人們喜愛，特別是中國的青島、大連等沿海城市，食用海參的人群尤其多。在講座和臨床時，有患者常問：海參可以吃嗎？一天吃一個可以嗎？如今，營養過剩的癌症人群較多，沿海更是經濟較發達地區，人們的生活水準較高，平時飲食也較豐盛，這些地區人們日常飲食中罕有蛋白質缺乏者；反之，蛋白質攝入過多的比比皆是。而這些地區發病率高的癌症，如肺癌、乳癌、腸癌等，從飲食角度來看，大多與營養過剩有關。因此對這些患者來說，海參可以吃，但無需（且最好不要）每天 1 個，一週最多 2 個。對於其他發病率高的慢性病，如高血壓、高血脂、糖尿病和肥胖人群，海參也不是多多益善，應以適度為宜。

這引出一個重要話題：**沒有一樣好東西是多多益善的！**（海參等更不例外）；而且商業化帶來的往往負面，過猶不及！維生素如此，海參也是一樣！

3-7 堅果類

堅果是閉果的一個分類，果皮堅硬，內含一粒種子。因為其儲存有植物繁衍後代的大量信息及充分營養（以利於後代良好發育），故其往往營養全面、豐富；是食物中的上佳之品。常食對癌症、心血管病有防治作用。

堅果包括榛果、核桃、杏仁和板栗等，營養豐富，含蛋白質、脂肪、礦物質和維生素較高，對人體生長發育、增強體質、預防疾病有很好的功效。

眾所周知，堅果口味佳，但油脂含量高，肥胖者和心血管病患者往往不敢問津，甚至癌症患者也會因為其高油脂而不敢食用，其實不然。

雖堅果中含有大量脂肪，但堅果（包括榛果、杏仁）中的油脂大多含有不飽和脂肪酸，尤其值得一提的是堅果中（如核桃）往往含有豐富的優質成分（ω-3 系列脂肪酸等），它們是生命繁衍所必需的。喜歡吃堅果的人通常不易變胖，這可能是因為堅果更易滿足人們胃口，多吃常能使人們大幅度減少對其他食物的興趣。且堅果也含有豐富的膳食纖維，能產生持久的飽腹感，減少對其他食物的攝入，在不知不覺中瘦下來。

堅果的防癌作用也不容忽視。美國德克薩斯大學流行病學系的研究者發現，如果人們每天都吃開心果，不僅會降低得肺癌的可能性，而且患上其他癌症的可能性也有所降低。世界癌症研究基金會（WCRF）推薦的癌症患者飲食指南中，就對堅果抗癌效果贊不絕口，大加推薦。因此建議多食堅果，尤其是中老年人

（無論男女）。根據每個人每天的活動量、年齡和性別，建議每人每天至少應該從植物油和堅果中攝取身體所需總熱量的 5%～10%。

杏仁 Almond　無癌之國的國寶

斐濟人愛吃杏仁，每日三餐必有杏乾、杏仁伴食，被譽為「無癌之國」。杏仁分苦杏仁和甜杏仁，苦杏仁能止咳平喘、潤腸通便，可治療肺癰、咳嗽等；而甜杏仁和日常吃的干果大杏仁偏於滋潤，有潤肺作用。

現代研究已經明確杏仁有抗腫瘤作用。杏仁抗腫瘤機理的研究主要集中在以下幾方面：

1. 癌細胞中含有大量 β- 葡萄糖苷酶，該酶能水解苦杏仁苷產生氫氰酸、苯甲醛。由於癌細胞缺少硫腈生成酶，該酶可使氫氰酸變成無毒的硫腈化物，而正常細胞缺少 β- 葡萄糖苷酶而含有大量的硫腈生成酶。苦杏仁苷能夠選擇性殺死癌細胞，而對正常細胞幾乎無害。

2. 苦杏仁苷能幫助體內胰蛋白酶消化癌細胞的透明樣黏蛋白膜，使體內白血球更易接近癌細胞，併吞噬癌細胞。

3. 苦杏仁苷類能夠影響胸腺嘧啶核苷進入肝癌細胞 DNA 和其他腫瘤細胞，從而影響對磷酸鹽及胺基酸的吸收。

杏仁含有豐富的維生素 C 和多酚類成分，不但能降低人體內膽固醇，還能顯著減少心臟病和多種其他慢性病發病危險性，這些成分也有一定的抗癌功效。

《蛋白質組學研究雜誌》（*Journal of Proteome Research*）的論文顯示，每天吃一把核桃或杏仁果等，可有效減少腹部脂肪，且還使心情舒暢（因促進有「幸福荷爾蒙」之稱的血清素分泌），並降低食慾。加州的研究人員發現，喜歡吃杏仁等堅果的人，其腰圍比從不吃這些食品的人要小 50%以上；西班牙的研究發現，不增強鍛煉強度，只要吃富含不飽和脂肪酸的食物（指杏仁等堅果），也能減少身上的　贅肉。

但杏仁不可過多食用，因其含有少量氰化物，而苦杏仁苷的代謝產物會導致組織細胞窒息，嚴重者會抑制神經中樞，導致呼吸麻痺。

花生 Peanut　長生果

花生可歸為堅果類，或歸入豆類。花生，俗名「長生果」，據測定其蛋白質含量高達 30%，營養價值可與雞蛋、牛奶、瘦肉媲美，且易於被人體吸收。花生仁中含有豐富的脂肪、卵磷脂、維生素 A、維生素 E 以及鈣、磷、鐵等，經常食用可發揮滋補益壽之效。

美國阿拉巴馬州的研究小組近期發現，花生中含有的植物化學物質有很強的抗氧化特性，它能夠預防癌症、糖尿病和心血管疾病等。研究人員對水煮花生、新鮮花生、晒乾花生和烤花生中的植物化學物質進行分析後發現，煮花生的防病成分含量最高。該研究小組的負責人表示，水和熱量穿透花生時會釋放出有益化學物質。而對花生的過度烹調，比如炸、烤等，會破壞這些有益的成分。水煮花生則保留了花生中原有的植物活性物質，如植物固醇、皂素、白藜蘆醇等，尤其是花生所含的谷固醇，有預防大腸癌、攝護腺癌、乳癌及心血管病的作用。

此外，美國農業部的實驗結果表明，白藜蘆醇具有很強的生物活性，不僅能預防癌症，還能抑制血小板凝聚，防止心肌梗塞與腦梗塞的發生。

美味健康吃法

食用花生時，盡量少吃油炸花生；還要注意食用安全。花生是最容易被黃麴毒素感染的，而後者是公認迄今為止發現的最強致癌物。且黃麴毒素耐熱，即使加熱到200℃也不能被破壞，而且不溶於水。因此，禁食可疑的霉變花生。

芝麻 Sesame　治療皮膚癌

芝麻是胡麻科植物胡麻的種子，是四大食用油料作物中的佼佼者。芝麻具較高的食用與藥用價值。它有白、黃、棕紅和黑色之分，均可食用。芝麻的莖、葉、花都可提取芳香油。其中，以白芝麻含油量較高，黑芝麻則可入藥。

日本科學家研究表明，芝麻對皮膚癌有一定的治療效果。學者研究芝麻素對肝癌實驗動物的實驗結果表示，它有類似於環磷醯胺的抗肝癌作用，且無副反應。西方科學家從芝麻中提取出木聚醣類物質，對癌細胞的產生有抑制作用，並能夠抑制體內致衰老的過氧化物等的生成，從而可延壽而抗癌。

3-8 健康飲品

茶 Tea　世界最佳飲料

早在 20 世紀 80 年代，國外好事者作了一個比較研究，研究各大國的健康生活方式。結果，俄羅斯以居住條件居首（80 年代莫斯科人居住條件良好）；英國人以衣著領先（紳士風度）；中國則以飲為佳（中國茶，世界公認最健康的飲料）。中國是茶的故鄉，茶是道道地地的中國「國粹」，茶與咖啡、可可同為世界三大飲料，但茶最為健康，最符合保健需求。

茶葉中主要包括有生物鹼、茶多酚、醣類、有機酸、芳香物質、維生素、礦物質等多種化學成分；最重要的有效成分就是茶多酚，含量較高的茶葉中，其可占乾重的 20%～ 35%。茶多酚是以兒茶素為主體的多酚類化合物，是一種抗老防衰、增強人體免疫效應的抗氧化劑，不但可以防止動脈粥樣硬化和心血管疾病，而且具有防癌功效。

茶是防癌抗癌佳品，多年來已被各國醫學專家所證實。尤其是**未經發酵的綠茶，抗腫瘤的效果最顯著，對於肺癌、皮膚癌、子宮頸癌等都有良好的效果**。

茶的防癌抗癌作用與其含有茶多酚有關。研究認為，茶多酚可減弱自由基對 DNA 的損傷，終止連鎖反應，從而防止 DNA 損傷及細胞癌變；有效阻斷亞硝胺類在體內形成，以抑制亞硝基化合物的合成；提高人體免疫力；甚至可直接抑制癌細胞生長，殺死癌細胞。

以二甲聯胺誘發的腸癌做為動物實驗，茶多酚可抑制變性隱窩病灶的形成，從而減少大腸腫瘤發生率，表明其有預防作用。臨床研究結果顯示，茶多酚作為一種化療輔助藥，對放療、化療患者的正常細胞數有明顯的保護作用。

美國科學家對膀胱癌的研究，證實了綠茶提取物能有效遏制癌腫發展，同時不損害健康細胞的功能。綠茶提取物能抑制癌細胞侵入健康組織、阻止腫瘤擴散。癌細胞具有「侵略性」，而綠茶提取物打破了它「侵略」的路徑，能限制癌細胞擴張，使其「局部化」。此外，它還能使癌細胞加快老化。

美味健康喝法

飲茶雖好，但方法有講究，注意飲茶方法，可以更好地發揮茶的保健作用。

1. 不宜空腹飲茶。空腹喝茶，茶水直入脘腹，有如「引狼入室」，會出現心慌、尿頻等不良反應，還會影響人體對各種營養素的吸收。

2. 不宜飯前飯後飲茶。飯前飲茶會沖淡消化液並降低食慾。飯後喝茶，會延長食物消化時間，增加胃的負擔。還有研究發現茶葉中含有大量單寧酸，如果飯後馬上飲茶，食物中的蛋白質、鐵質與單寧酸很容易發生凝結，會減少對蛋白質、鐵質的吸收，影響器官的多種生理功能，還容易引發缺鐵性貧血。

3. 飲茶量要適當。不宜大量飲濃茶，否則可使心跳加快，血壓升高，引起失眠等。失眠、潰瘍病患者等不宜多飲。一般健康成年人，平時有飲茶習慣的，每日飲茶量應在 12 ～ 15 克之間，以分 3 ～ 4 次沖泡為宜。

4. 辨體質飲茶。如屬於寒涼體質或疾病，可飲用紅茶；屬於溫熱體質者，宜多飲用綠茶；而肥胖病、高血脂人群，宜選用烏龍茶等。

5. 飲茶要學會因時制宜。茶有寒涼溫熱之分。春夏季，宜多飲綠茶類偏寒性的茶；秋冬季節，多飲烏龍茶、紅茶等偏溫性的茶。

6. 莫被茶飲料迷惑。現很多商家深諳消費者心理，市面上各種所謂的「健康飲品」的茶飲料種類繁多，特別受年輕消費者的喜愛。但其與茶絕非一回事，代替不了天然茶。試想一下，天然的茶怎麼可能是甜的呢？茶飲料中有多少茶呢？能在茶飲料中喝出茶的健康嗎？做成飲料，難免添加了各種防腐劑、色素、糖劑等，只能讓人離健康更遠。

總之，茶是飲料，亦為精神享受；茶作為一種藥物，可清心明目，防癌抗癌，阻擊多種慢性病；故學會飲茶，大有好處。

藥茶文化奧妙無窮，值得我們去進一步探索和創造。

3-9　調味品

生薑、蔥、蒜和咖哩等是人們日常飲食中常見的調味品，幾乎每天都要食用，但人們往往在研究和關注蔬菜水果、豆類等食物保健作用時，卻忽略了生薑、蔥、蒜等這些調味料的保健和藥用價值。其實，這些調味料不僅豐富了人們的飲食生活，而且還有極佳的保健作用。

生薑 Ginger　殺死卵巢癌細胞

患病後，很多醫生往往會告知癌症患者許多飲食禁忌，諸如菸酒不能碰，辛辣刺激性食物不吃等，所以辣椒、生薑和大蒜等辛辣食物往往就不受青睞。臨床中，常有癌症患者或家屬問我：生薑、蔥、蒜都是刺激性食物，到底能不能吃？

近來，由於對大蒜商品化的宣傳，大蒜抗氧化抗癌作用已深入人心，大蒜已日益被人們推崇。但其他調味料的保健作用，人們卻知之甚少。

薑就是有著重要保健及防病抗癌意義的調味品。

中醫學認為生薑有溫中散寒、發汗解毒、健胃止嘔作用，可用於風寒感冒、畏寒嘔吐等症。

現代研究表明薑含有薑辣素、薑烯酮等許多揮發性物質，對心臟和血管有刺激作用，能引起血管擴張和中樞神經興奮，促進毛孔張開，增加排汗，帶走體內餘熱，排除病菌所產生的一些毒素。

生薑含有一種重要的抗癌物質——多元酸人參萜三醇，它可以降低細胞膜的滲透性，抑制癌細胞的增殖和擴張。動物研究顯示，用生薑餵食白老鼠，可有助於防止腫瘤的形成，消解大腸內可致腸癌的化學物質，避免腸癌的發生。

美國明尼蘇達大學的研究人員用生薑提取物在接種了人類大腸癌細胞的白老鼠身上進行試驗，結果發現在植入癌細胞 15 天後，15 隻接受生薑治療的白老鼠體內，癌細胞明顯受到抑制；只有 4 隻白老鼠體內發現了腫瘤；而未接受生薑治療的白老鼠中，則有 13 隻體內發現了腫瘤。

有研究人員隨機分配 30 名健康成人，每天在吃飯時服用含有 2 克薑根粉末的膠囊，共 4 週，在此期間不服其他任何藥物。研究前後，分別從參與者的結腸內壁取樣，檢測會引起腸道發炎的碳酸含量。結果發現，薑能減少腸道組織中炎症標誌物的含量，降低發炎反應。而腸道組織的慢性炎症等，與癌前病變的發展息息相關。密西根大學的研究人員也發現生薑能消除炎症反應，這有助於防範癌症。

美國科學家的最新發現，生薑能防治皮膚癌。他們把生薑汁塗在老鼠身上，然後把老鼠置於致癌化學物質的影響下，同時對老鼠體內的酶進行檢測。發現塗有生薑汁的老鼠，體內癌變傾向不明顯或根本沒有；而其他老鼠則受到極大影響。科學家迄今未能斷定生薑中究竟是何種成分發揮了決定性作用。但可以肯定的是，生薑具有顯著的防治癌症（特別是皮膚癌）的作用。

美國科學家還發現薑可以殺死卵巢癌細胞，胡椒粉可使胰腺腫瘤發生萎縮。這兩種調味品似乎有神奇的防治癌症功效。科研人員將薑溶解於液體中，然後再將溶液滴到卵巢癌細胞上，發現它有兩種方式能殺死卵巢癌細胞：一是透過自毀的方式，一是透過自我吞噬作用，使細胞自己消化自己。研究人員聲稱在多種卵巢癌細胞株中，發現生薑引起細胞死亡的效果與鉑類化療藥類似，或比其更好。

英國的一項研究發現，泰國菜餚中經常使用的辛辣調味料——高良薑，具有抗癌效果。而高良薑也是常用的中藥。研究小組從高良薑根莖內抽取汁液，用來治療乳癌和肺癌，結果證明可顯著減少癌細胞數，並控制其發展。研究人員認為高良薑不僅可殺死癌細胞，且可以保護正常細胞不受致癌物質的影響。

美味健康吃法

患有慢性氣管炎者，可用生薑、紅糖各60克，豆腐200克，加水煮，每晚睡前吃豆腐飲湯，連服1週，可祛痰、止咳、平喘。

牙痛時，切一片生薑咬在痛處，痛可立止。

類風濕性關節炎患者，每天口服鮮薑5克或生薑粉1.5克，不僅可減輕疼痛、腫脹和晨僵，且能改善關節的活動度。

蔥 Scallion　全身都是藥

別小看了蔥，它可是中藥中的名角，歷代醫家認為蔥葉、蔥白、蔥汁、蔥根鬚和蔥花都可藥用。中醫學歸納蔥，性味辛平、甘溫，具有祛風解表、通陽發汗、解毒消腫等的作用。

大蔥則能促進血液循環、刺激排汗、解毒和促進消化液分泌，經常食用，益於健康。

蔥中含硒豐富，硒是抗癌之王。硒能刺激人體免疫反應和環腺苷酸的累積，抑制癌細胞的分裂和生長。

咖哩 Curry　預防白血病

咖哩是東南亞諸多國家食譜中不可缺少的作料。美國研究人員發現，咖哩可以抗癌。咖哩中含有一種薑黃素的化學物質，是有效且高效的抗癌物，它可阻斷癌細胞增殖，對預防癌症、特別是白血病效果顯著。因此，研究薑黃素正成為發現抗癌新藥的要務。

研究發現，薑黃素對苯并芘誘發的白老鼠皮膚乳頭狀瘤具有明顯的抑殺作用，在始發期給藥亦可使白老鼠腫瘤發生率和腫瘤數顯著降低，對二甲基苯并蒽（DMBA）引起的白老鼠皮膚乳頭狀瘤也同樣有抑制作用。研究進一步顯示，持續 10 週，給與白老鼠 0.1%薑黃素飼料，減少了 65%腸道腫瘤的發生。

這些研究表明薑黃素可抑制多種癌細胞的生長，並誘導癌細胞的凋亡。

薑黃素除對癌瘤有積極作用外，還有其他方面保健功效，例如降膽固醇作用。給動物高脂飼料，可形成高膽固醇血症及動脈硬化，但若投與薑黃素，則可減少臟器脂肪沉積，抑制過氧化脂質的合成，從而防止高血脂的發生。

生薑、蒜和咖哩等雖然有積極的保健作用，但辛辣性食物畢竟有刺激性，攝食時還是要講究適量。癌症患者切不可因其具有一定的抗癌作用，而不顧自己的感受，強行多食。

Chapter 4

排毒養生的抗癌食例

飲食營養，最終還是要落實再怎麼吃上，或者說食譜方面。但癌症種類很多，抗癌食譜又太繁雜了。在此，只枚舉一些例子，供讀者舉一反三。

4-1 飯麵類：能量的主要來源

煮米要點

主食是一日三餐不可缺少的，是人體所需能量的主要來源。對東亞圈民眾來說，主食即是穀類作物，如白米、麵粉、玉米及其製品等。有的地方薯類也是主食的一部分。

在煮米飯時，要注意正確的淘洗方法，以減少營養素的損失。淘洗米的次數盡量不要超過 3 次，因為穀類的營養成分，如維生素 B 群和礦物質等，經過反復淘洗，會流失到水中，導致營養價值下降。煮飯時，米和水的比例差不多是 1：1.2，可以把食指放入米水裡，只要水超出米到食指的第一個關節即可。

藥飯：藥食兩用

藥飯也是現在百姓經常食用的，它是根據人的不同體質和病證，選用中藥（或某些食材）與米共同煮成飯，食後可發揮一定的防病治病和保健作用。如《山家清供》中的青精飯、玉井飯等均屬藥飯。

藥飯既保留了飯的風味，又不失其藥效，是食療的重要組成部分。

藥飯一般選白米為主要原料，所加入的中藥或者食物，可根據不同的體質和病證選擇。一般中藥，先將中藥煎成濃汁，把藥汁加入白米中煮成飯。

健脾八寶飯

八寶飯是很多家庭聚會餐桌上的一道美味，但市場上出售的八寶飯往往油脂和糖的含量較高，對健康不利，特別對於腫瘤患者就更不適宜。

推薦一款有健脾和中作用的「健脾八寶飯」，既健康又美味，色香味俱佳，特別適合於腫瘤患者見食慾較差、胃口不好、脾胃功能欠佳者。

原料〉 白扁豆、懷山藥、薏仁和蓮肉各 50 克，陳皮 10 克，紅棗和糖漬青梅各 20 克，糯米 500 克，糖適量。

做法〉 將白扁豆、懷山藥、薏仁、蓮肉和陳皮等洗淨後煮熟備用。糯米蒸熟，取大碗一個，內塗豬油，碗底擺好糖漬青梅等上述各味，最後放上熟糯米飯，再蒸 20 分鐘，將八寶飯扣在大圓盤中，再用白糖水澆在上面即可。

功效〉 白扁豆可補脾胃，和中化濕；懷山藥可健脾胃、補虛羸；陳皮具有理氣健脾，燥濕化痰的功效；紅棗可健脾益胃、補氣養血，李時珍在《本草綱目》中說：棗味甘、性溫，能補中益氣、養血生津，用於治療「脾虛弱、食少便溏、氣血虧虛」等疾病；蓮子肉有補脾澀腸，養心益腎的作用；薏仁可健脾祛濕。上述食物也均具有抗癌作用，所以健脾八寶飯是款健脾益氣，養胃和中，抗癌的美味主食。

香菇豆腐飯

原料〉 香菇 10 個，油豆腐 50 克，茯苓 10 克，白米 100 克，鹽和醬油適量。

做法〉 茯苓洗淨，煎取汁液過濾，濾汁備用；香菇用水泡發切成絲、油豆腐切成絲；鍋中加油，香菇絲和油豆腐絲入油鍋中煸炒，加適量鹽和醬油調味，倒入茯苓濾汁和白米共煮成飯即可。

功效〉 香菇含香菇多醣體，能增強細胞免疫能力，從而抑制癌細胞的生長，所含的核糖核酸，會促進人體自身產生具有抗癌作用的干擾素。油豆腐富含優質蛋白、多種胺基酸、不飽和脂肪酸及磷脂等，營養價值豐富；茯苓含茯苓多醣，能增強人體免疫功能，有明顯的抗腫瘤作用，對於因化療而導致的白血球減少，有明顯的升高作用。本品可補脾益氣，可用於胃癌、食道癌和乳癌等多種癌症的輔助治療。

山藥健脾飯

原料〉 山藥、白扁豆各 250 克，穀芽、麥芽各 50 克，白米 500 克。

做法〉 山藥洗淨切片，白扁豆洗淨後在水中浸泡一夜。穀芽和麥芽洗淨煎成濃汁。白米洗淨後放鍋內，加入山藥片和白扁豆，倒入穀芽和麥芽的煎汁，再加適量水，煮成飯即可。

功效〉 山藥、白扁豆均具有健脾和胃作用；穀芽和麥芽可健脾開胃和中，用於食積停滯、脹滿泄瀉、脾虛少食等症。合而用之，本品具有健脾和胃消食的作用，可用於脾胃虛弱、食後腹脹等症，對於因消化功能本弱，而過食肥甘致胃腸脹滿者亦有輔助治療作用。

雙菇飯

原料〉 香菇 100 克，猴頭菇 50 克，白米 500 克，青菜 250 克，精鹽、味精等調料適量。

做法〉 香菇和猴頭菇洗淨後切成小塊，起油鍋，上述兩味一起倒入，煸炒至半熟時，倒入已洗淨的白米鍋內，加水適量及洗淨的青菜（切成小段），加精鹽、味精等調料，用小火煮成飯，最後，加少許豬油拌勻即可。

功效〉 香菇能健脾胃、抗癌；猴頭菇能促進消化道潰瘍癒合，並有抗癌作用，故本品具有益氣、健脾、抗癌的作用，對於各種消化道腫瘤患者，可常食。

黃耆山藥飯

原料〉 懷山藥 50 克，黃耆 10 克，白米 100 克左右。

做法〉 首先將黃耆煎取汁液，懷山藥（切成片）和白米用清水淘洗乾淨以後，裝進一個小碗裡，再加入適量的清水和黃耆濾液，上鍋用中火蒸 20 分鐘左右，即可食用。

功效〉 山藥屬於薯類，可益氣健脾，防癌抗癌；黃耆是著名的補氣藥，具有增強體力和提高免疫力的作用；二者一起共煮成飯，長期食用，可健脾益氣，防癌抗癌。

歸耆雞丁蓋飯

原料〉 當歸、黃耆、黨參各 10 克，紅棗、桂圓各 15 克，白扁豆 30 克，雞肉 100 克，白米 100 克，食用油、味精、鹽適量。

做法〉 當歸、黃耆和黨參洗淨，裝入藥材袋（滷包袋）紮緊，入砂鍋熬濃汁備用。將紅棗、桂圓肉、白扁豆、白米，加清水適量，煮成乾飯，盛入盤中。將雞肉洗淨，切肉丁，鍋內放植物油燒熱，倒入雞肉丁，加鹽、料酒炒熟，倒入藥汁炒至雞肉熟香，加味精，連同湯汁澆在飯上即可食用。

功效〉 當歸、黃耆和黨參均為補益氣血藥，可補氣養血；紅棗、桂圓可養血生津、寧心安神；白扁豆具有健脾和胃作用；雞肉為血肉有情之品，可滋補養身。本方可益氣、補血、扶虛，可用於腫瘤患者見氣血兩虛之體質虛弱、形體羸瘦、倦怠乏力、食慾不振、貧血等症，臨床也可用於各種慢性消耗性疾病見體質虛弱者的輔助治療。

海帶蓋飯

原料〉 海帶、瘦肉各 50 克，白米飯 100 克，鹽和味精等調料適量。

做法〉 鮮海帶用清水浸泡半天，洗去鹹水，然後切成絲。瘦肉洗淨，切成肉絲，加適量料酒。起油鍋，海帶絲和肉絲煸炒，加入精鹽和味精調味，將炒好的海帶肉絲連同湯汁一起澆在飯上，即可食用。

功效〉 海帶可軟堅散結，提高人體的免疫功能，與瘦肉相配，可消腫塊、癭瘤等症。因海帶含碘豐富，故本品對於富碘引起的甲狀腺癌患者屬禁忌。

山藥茯苓包子

本方源自《儒門事親》。

原料〉 山藥粉、茯苓粉各 100 克，麵粉 200 克，白糖 300 克，豬油、青絲和紅絲各少許。

做法〉 將山藥粉、茯苓粉放入碗中，加適量水，浸泡成糊，再蒸半小時後調麵粉、白糖及豬油、青絲、紅絲成餡。取發酵後的軟麵皮與餡料包成包子，上籠蒸熟即可。

功效〉 山藥為藥食兩用食材，李時珍《本草綱目》中謂其「健脾補益、滋精固腎、治諸百病，療五勞七傷」；茯苓具有利水滲濕、益脾和胃之功。現代醫學研究認為，茯苓能增強人體免疫功能，茯苓多醣有明顯的抗腫瘤作用。本品健脾養胃、益氣滋陰，可用於腫瘤患者脾胃功能虛弱、泄瀉的輔助性治療。

雙菇菜包

原料〉 香菇和猴頭菇各 250 克，青菜 250 克，麵粉 500 克，麻油、鹽和味精等調料適量。

做法〉 香菇、猴頭菇和青菜洗淨，切細，加入麻油、鹽和味精拌勻成陷。麵粉發酵，和成麵團，分成小塊，加入餡料，上籠蒸熟即可。

功效〉 香菇、猴頭菇均屬於菌菇類，有健胃、防癌抗癌作用，猴頭菇肉質鮮嫩，有「素中葷」之稱，其含有的多醣體、多肽類等物質，能抑制癌細胞中遺傳物質的合成，對消化道腫瘤有積極的防治作用。本品是道防癌抗癌的保健主食。

益脾餅

本方源於《醫學衷中參西錄》。

原料〉 白朮 30 克，乾薑 6 克，雞內金 15 克，紅棗肉 250 克，麵粉 500 克，食鹽適量。

做法〉 白朮、乾薑入藥材袋（滷包袋）中，紮緊袋口，放入鍋中，下紅棗，加水煮沸後，改用小火熬 1 小時，去袋，紅棗去核，棗肉搗泥。雞內金研成細粉，與麵粉混合，倒入棗泥和紅棗水，加麵粉與少量食鹽，和成麵團，將麵團再分成若干個小麵團，製成薄餅，平底鍋內倒入少量食用油，放入麵餅，烙熟即可食用。

功效〉 白朮可補氣健脾、燥濕利水。體外試驗表明，白朮揮發油對食道癌細胞、小鼠肉瘤 S-180 有明顯的抑制作用；乾薑具有溫中散寒，燥濕化痰，溫肺化飲之功效；雞內金消食健胃助消化。本方可健脾益氣，溫中散寒，開胃消食，用於腫瘤患者脾胃寒濕所致的納食減少，大便溏洩等症。

八珍糕

本方源自《外科正宗》。

原料〉 人參 15 克，山藥、芡米、茯苓和蓮子肉各 180 克，糯米和白米各 1,000 克，白糖 500 克，蜂蜜 200 克。

做法〉 將人參等各藥分別研為末，糯米、白米如常法磨成粉，均放入盆內，蜂蜜、白糖相合均勻，入水適量，煨化，與粉料相拌和勻，攤舖蒸籠內壓緊蒸糕，糕熟切塊，火上烘乾，放入容器內，每日早晚食用。

功效〉 人參大補元氣，能補氣養陰、保肝護肝；山藥、芡米、茯苓和蓮子肉有健脾益氣，收澀止瀉之功；糯米可健脾暖胃、補虛。本方可用於脾胃虛弱、神疲體倦、便溏泄瀉者。故對本品有：「服至百日，輕身耐老，壯助元陽，培養脾胃，妙難盡述」之描繪。

桂花糖芋頭

原料〉 芋頭 500 克，白砂糖和糖桂花適量。

做法〉 將芋頭洗淨去皮，切成小塊；鍋內放入清水、芋頭、白砂糖，用大火燒沸後，小火煮 30 分鐘左右，加入糖桂花拌勻即可。

功效〉 芋頭有軟堅散結、化痰和胃作用。本品對慢性淋巴結炎、淋巴結核以及乳癌見淋巴轉移者均有輔助治療作用。本品香甜可口，可作為日常點心食用。

4-2 粥類：津潤利隔，易消化

粥類最養生

食粥是華人傳統的飲食方法之一。正如清代黃雲鵠在其《粥譜》中對粥的作用所描述的「於養老（粥）最宜：一省費，二味全，三津潤，四利膈，五易消化」，故自古以來，食粥養生防病一直是民眾的保健良法。手術、放療、化療後，患者胃口欠佳，短期內我們都比較推崇先以粥類調補，以利於脾胃功能恢復，而後在逐漸恢復原來飲食。

藥粥治病，傳統悠久

從粥中又演繹出藥粥。藥粥是中華藥膳中的重要組成部分。應用藥粥防治疾病，具有悠久的歷史。漢代名醫張仲景所著《傷寒論》中，就開創了用白米粥隨同中藥湯劑服用的新風，以增強療效。

藥粥與湯食一樣，具有製作簡便、加減靈活、適應性強、易消化吸收等特點。食用時，可根據不同的症狀，運用不同的中藥食材，製成相應的食療粥。粥在製作時，注意水應一次加足，一氣煮成，才能達到稠稀均勻、米水交融的特點。

在製作藥粥時，對於可供食用的中藥，如扁豆、山藥、枸杞和大棗等，可直接與白米同煮成粥。若配方中有不宜直接食用的中藥，則可先將中藥煎取濃汁後去渣，取湯汁，再加入米煮粥。至於藥粥的口味，可根據各人的喜好和食物的種類，做成鹹味或甜味。如果藥粥中有百合、紅棗、花生、蓮子之類的食物，可在粥中加入少許冰糖，做成甜味口感，以增強粥的補益作用；如果粥中有雞肉、豬肉和魚類等動物性食物，可加入適量的蔥、薑和鹽等調味品。

四米保健粥

原料〉 小米、薏仁、白米、花生、紅棗、紅豆、紫米、蓮子各適量。

做法〉 將上面的原料煮粥食用。

功效〉 雜糧粥是老百姓居家常食的保健粥，本品包含了穀類、豆類、堅果類和乾果等各種食材，營養豐富，補益作用強，是癌症患者很好的食療粥，對於手術、放療、化療後胃腸功能虛弱的患者，都可選用。

山藥蛋黃粥

本方源自《醫學衷中參西錄》。

原料〉 山藥 50 克，熟雞蛋黃 2 枚，食鹽少許。

做法〉 先將山藥研末，放入盛有涼開水的大碗內調成山藥漿，把山藥漿倒入小鍋內，用小火一邊煮，一邊用筷子攪拌，煮熟後，再將熟雞蛋黃搗碎，調入其中，稍煮一、二沸，加少許食鹽調味即成。一日可分 3 次食用。

功效〉 本方補益脾胃、固腸止瀉，養血安神，可用於食慾不振、脾虛久瀉者；也是癌症體虛之人的調補佳品，可久服。

山藥芡米粥

本方源自《壽世保元》。

原料〉 山藥、芡米、白米各 50 克，香油、精鹽各適量。

做法〉 山藥去皮切成塊，芡米打碎，兩者與白米入鍋中，加水適量煮粥，待粥熟後加入香油、精鹽調味即成。

功效〉 山藥和芡米功能見前述，本方可補益脾腎、收澀止瀉，可用於癌症患者屬脾腎兩虛之納少便溏、形體瘦弱、健忘失眠等症。本品味道甘美，可久服，久服有健脾固腎、收斂固澀之功。

山蓮葡萄粥

本方源自《中華藥粥譜》。

原料〉 生山藥（切片）、蓮子肉和葡萄乾各 50 克，白糖適量。

做法〉 將山藥、蓮子肉和葡萄乾洗淨，共同放入開水鍋中熬成粥，加糖食之。

功效〉 山藥、蓮子肉可健脾益氣，養心安神；葡萄乾中含有白藜蘆醇，它能有效地抑制腫瘤的增長。本方操作方便，可補益心脾，用於癌症患者中形體瘦弱、口燥咽乾、神疲乏力等症，也可用於久病體弱、心神失養者。

海參香菇粥

原料〉 水發海參 300 克，香菇 20 克，白米 100 克，料酒、蔥、薑、鹽和味精適量。

做法〉 水發海參洗淨後切片，香菇泡開後洗淨，切成條狀，白米淘洗乾淨。將海參、香菇加清水適量同煮 2、3 沸，加入白米、料酒、蔥、薑等調料，大火煮沸，改小火熬熟即成。

功效〉《藥性考》曰海參：降火滋腎，通腸潤燥，除勞怯症。現代研究表明，海參可修復和增強人體免疫力，具有防癌抗癌作用；香菇乃抗癌聖品；本品可用於癌症患者見精血虧損，形體瘦弱、尿頻、腸燥便祕，以及貧血、缺碘性甲狀腺病的輔助治療。

海參健脾祛濕粥

原料〉 水發海參、薏仁、扁豆各30克，橘皮10克，白米100克，蔥、薑和鹽適量。

做法〉 將海參洗淨切成碎粒，橘皮和扁豆洗淨切成碎粒，將白米和薏仁洗淨後放入鍋內，加入清水、鹽、蔥和薑，武火煮開，再放入海參、橘皮和扁豆，小火煮至熟爛即可食用。

功效〉 海參有抗腫瘤作用；橘皮可理氣健脾；薏仁可健脾祛濕、防癌抗癌；扁豆是常食的藥食兩用之品，可健脾化濕和中，扁豆中含有血球凝集素，可增加去氧核醣核酸和核糖核酸的合成，刺激腫瘤病人的淋巴細胞活性，故有抗腫瘤作用。本品易於消化，腫瘤患者可經常食用。

蓮子扁豆粥

原料〉 白扁豆、薏仁、蓮子各25克，大棗10枚，白米200克，紅糖適量。

做法〉 將白扁豆、薏仁、蓮子、與白米一起共煮成粥，粥將成時，加入少許紅糖調味，即可食用。

功效〉 本品可健脾養胃，防癌抗癌，特別適合於脾胃虛寒，氣血虧虛而常犯胃病的癌症患者。

蓮子芡米粥

原料〉 蓮子肉 30 克，芡米 15 克，白茯苓 50 克，白米 100 克。

做法〉 蓮子肉和芡米研成末，再加入白茯苓和白米，一起煮粥，食用時加少許蜂蜜調味。

功效〉 本品有很好的健脾安神、防癌抗癌的作用，可作為癌症患者平時飲食調理食用。

菱角糯米粥

原料〉 菱角肉 30 克，蜂蜜 10 克，糯米 100 克。

做法〉 將菱角肉用溫水浸泡一夜，洗淨，放入砂鍋中加適量清水大火煮沸，改小火煮七分熟時加入糯米，煮至米熟粥稠，加入蜂蜜即可食用。

功效〉 菱角肉含豐富的碳水化合物，可補脾益氣，現代研究顯示，菱角具有一定的抗癌作用，可用之防治食道癌、胃癌等。本方可補脾益氣，潤腸通便，可用於脾虛型的大腸癌，伴有小腹墜脹、隱隱作痛、大便溏薄，便中夾帶血絲或黏液，面色蒼白，消瘦乏力者的輔助治療。

菱角消癌粥

原料〉 菱角肉、紫草根、白果各 15 克，薏仁 30 克，蜂蜜適量。

做法〉 紫草根水煎取濃汁，白果去核。菱角肉、薏仁洗淨，加白果、藥汁，加清水適量，同煮為粥，熟後加入蜂蜜調勻即可。

功效〉 紫草根具有涼血活血、清熱解毒、滑腸通便的作用；薏仁可健脾利濕，清熱排膿；白果中含有的白果酸、白果酚，經研究證明有抑菌和殺菌作用；菱角肉能抗癌。本方可涼血、活血、清熱排膿，能用於乳癌術後的輔助治療。白果有毒，不宜多食。

健脾八寶粥

原料〉 薏仁 100 克，白扁豆 40 克，紅棗 5 枚，枸杞 12 克，蓮子 30 克，山楂和麥冬各 10 克，白米 50 克。

做法〉 將薏仁、白扁豆和白米淘洗乾淨，紅棗、蓮子、山楂和麥冬洗淨，將上述各味同放入鍋內，大火煮沸，改小火煮至蓮子七分熟時，放入洗淨的枸杞，煮至米熟粥稠，根據個人口味用鹽或蜂蜜調味即可。

功效〉 本方可消食健脾，可用於原發性肝癌的輔助治療。對於感冒風寒的咳嗽、脾胃虛弱者不宜食用。

薏仁補虛粥

原料〉 薏仁、山藥各 100 克，枸杞 20 克，大棗 7 枚，白米 100 克。

做法〉 將薏仁、山藥、枸杞、大棗洗淨，與白米一起煮粥食用，可加適量冰糖調味。

功效〉 健脾益腎，能用於胰臟癌及放療、化療後患者食用。

陳皮海帶粥

原料〉 陳皮 2 克，海帶、白米各 100 克，白糖適量。

做法〉 海帶浸軟洗淨切末，陳皮洗淨，白米洗淨加水煮沸後加陳皮、海帶末，小火煮粥加白糖調勻。

功效〉 陳皮理氣健脾；海帶軟堅散結抗癌。本方對於防治胃部腫瘤有積極作用。

玉米粉粥

本方源自《食物療法》。

原料〉 玉米粉 50 克，白米 100 克。

做法〉 將白米洗淨放入鍋內，玉米粉放入大碗內，加冷水調勻倒入白米鍋內，再加入適量水，煮成粥即可食用。

功效〉 研究證實玉米中含有豐富的不飽和脂肪酸，可降低血液膽固醇，對動脈粥樣硬化、高血脂及高血壓等都有一定的防治作用。玉米中含的硒和鎂有防癌抗癌作用，硒能加速體內過氧化物的分解，使惡性腫瘤得不到氧的供應而受到抑制。鎂一方面能抑制癌細胞的發展，另一方面能促使體內廢物排出體外。因此，常食玉米粉粥，是防癌抗癌的保健佳膳。

地瓜棗粥

原料〉 新鮮地瓜 250 克，白米 150 克，紅棗 10 枚。

做法〉 將地瓜洗淨，去皮切成小塊，放入鍋中，加入淘洗淨的白米、紅棗及清水適量煮稀粥即可。

功效〉 地瓜營養豐富，易於消化，含有豐富的膳食纖維、胡蘿蔔素、維生素 A、維生素 C、維生素 E 以及鉀、鐵、硒等多種礦物質，膳食纖維能刺激腸道蠕動，通便排毒。地瓜還含有一種獨特的生物類黃酮成分，這種物質既抗癌又益壽，能有效抑制乳癌和大腸癌的發生。作為防癌抗癌保健粥，不妨常食地瓜棗粥。

4-3 菜餚類：一日三餐不可缺少

除了主食的飯類和粥類之外，膳食菜餚類是人們一日三餐不可缺少的，下面就介紹幾種操作簡便，有良好抗癌效果的菜譜，供參考。

蔥油拌雙耳

原料〉 水發黑木耳 100 克，水發白木耳 150 克，蔥白、植物油各 50 克，味精、鹽、糖適量。

做法〉 鍋中倒入植物油並燒熱，投入切成小段的蔥白，改用小火，不斷翻炒，待蔥白的顏色變黃後，連同油盛在小碗內，冷卻後即成蔥油。水發黑木耳和白木耳拼在一起，用開水燙泡一下，擠乾，裝入盤內，趁熱加入味精、糖、鹽拌勻，再倒入蔥油拌和即成。

功效〉 黑木耳營養豐富，有一定的抗癌和防治心血管疾病作用；白木耳可補脾開胃、滋陰潤肺，能增強人體免疫力，又可增強腫瘤患者對放、化療的耐受力。本品有潤肺益腎，益氣養陰的作用，可用於高血壓、動脈硬化，及防治肺癌、腎臟癌，促進患者康復，也適用於放療後皮膚乾燥、津液虧虛者。

薑末拌高麗菜

原料〉 高麗菜 250 克，麻油、白糖、鹽、薑末等調料適量。

做法〉 高麗菜去根和老葉，切成粗絲，放入開水鍋中燙一下，撈出瀝乾，放入盤中，將精鹽、薑末、煲湯等調成汁，澆在菜上，拌勻即可。

功效〉 本方可溫中和胃，養胃止嘔。對於胃癌、胃潰瘍，以及放、化療後有噁心，消化功能較弱者有益處。

山藥拌苦瓜

原料〉 山藥 20 克，苦瓜 100 克，味精、醬油、蔥、薑等調料適量。

做法〉 山藥切成薄片；苦瓜洗淨去瓤，切成薄片；生薑切片；蔥切成段。將山藥、苦瓜、料酒、蔥和薑一同放鍋內，加水約 500 毫升，用中火煮熟，撈出苦瓜和山藥，擠乾水分，放入盤中，加入鹽、味精、醬油和麻油等調味即可。

功效〉 本品對於消化道腫瘤見有下痢泄瀉，膀胱癌出現尿頻尿痛者，有一定輔助治療作用。

香菇雞

原料〉 雞肉 250 克，水發香菇 250 克，紅棗 30 克，調料適量。

做法〉 雞肉洗淨，切成條狀；紅棗用冷水洗淨去核，切成 4 半；將雞肉條、香菇絲、紅棗放入碗內，加入精鹽、白糖、味精、蔥薑、料酒和太白粉拌勻，隔水蒸，熟後放入盤中，淋上麻油即可。

功效〉 本品既美味又健康。尤其適合於癌症康復期患者、體質虛弱、高血壓以及高血脂患者。

四君蒸鴨

本方源自《百病飲食自療》。

原料〉 嫩鴨 1 隻，黨參 30 克，白朮 15 克，茯苓 20 克，調料適量。

做法〉 將鴨子洗淨，入沸水中滾一遍撈起，黨參、白朮和茯苓切片，裝入雙層藥材袋（滷包袋）中，放入鴨腹。將鴨子置蒸碗內，加入薑、蔥、料酒和鮮湯各適量，用濕棉紙封住碗口，上屜大火蒸約 3 小時，去紙，並取出鴨腹內袋、蔥、薑，加食鹽和味精；吃肉喝湯。

功效〉 本方具有益氣健脾作用，可用於脾胃氣虛、食少、面色萎黃、四肢乏力等症；並可提高癌症患者的免疫功能。但脾胃虛寒者不宜過量食用。

蘆筍炒苦瓜

原料〉 蘆筍、苦瓜、蘿蔔各 100 克，黑木耳 50 克，瘦肉 50 克，食用油、鹽等調料適量。

做法〉 將蘆筍、苦瓜、蘿蔔洗淨切片；瘦肉洗淨切片；黑木耳用水發透。鍋上武火燒熱，放入食用油，下蔥花爆香，下肉片爆炒，七分熟時下入蘆筍、苦瓜、蘿蔔、黑木耳，炒熟透，加鹽、味精調味即成。

功效〉 蘆筍、苦瓜、蘿蔔和黑木耳均是抗癌佳品，本方可清熱解毒，消腫抗癌，可用於胰臟癌早、中期，以及癌症實證為主者食用。

筍菇炒菜

原料〉 青菜 300 克，香菇 50 克，冬筍 50 克，調料適量。

做法〉 青菜洗淨取菜梗切成小段，香菇洗淨去蒂，冬筍去皮洗淨切成薄片，備用；起油鍋，放入冬筍、香菇炸一下，浮起後撈出。青菜在沸水中燙後撈出。油鍋中加蔥薑末炸一下，後加入料酒、醬油、糖、香菇、冬筍和青菜梗煸炒，再加入味精，用太白粉勾芡，淋上麻油即可。

功效〉 冬筍鮮嫩可口，含有豐富的膳食纖維，可通便去脂；香菇有防癌抗癌作用，現代人油膩食物吃的多，不妨吃點青菜和筍，對健康非常有益。此款菜餚也非常適合癌症患者。

三鮮素海參

原料〉 水發黑木耳 100 克，水發香菇、熟竹筍、花椰菜、甜椒、素雞各 50 克，食用油、味精、料酒、鹽等調料適量。

做法〉 先將水發黑木耳洗淨瀝乾，與麵粉、鹽、味精、水拌成麵糊，用刀把麵糊刮成手指形，逐條下進油鍋中，成海參形；將香菇洗淨去蒂，切成片狀；熟筍、素雞和熟花椰菜切成塊，甜椒洗淨去籽，切成片待用。炒鍋置於旺火上，油燒到七分熟，將全部配料放入鍋內，煸炒後，加薑末、料酒、醬油和白糖。燒沸後，加素海參、味精，用太白粉勾芡，起鍋裝盤即成。

功效〉 本品味道鮮美，是胃口不開，食慾欠佳的癌症患者的調理佳膳。

金針菇炒冬筍

原料〉 水發金針菇 200 克，黃瓜 50 克，冬筍 40 克，食用油、精鹽、味精、蔥絲、薑絲等適量，花椒粒數粒。

做法〉金針菇洗淨，黃瓜、冬筍切成小片，分別用開水燙洗，再用涼水過涼，瀝去水。然後把金針菇、黃瓜片、冬筍片略炒一下，裝入盤內，放入蔥、薑，淋上炸好的食用油，略燜一下，加入精鹽、味精，拌勻即成。

功效〉清熱利水，防癌抗癌，可用於內熱、水腫和癌症的防治。

花椰菜炒菇

原料〉平菇、金針菇各 100 克，花椰菜 200 克，調料適量。

做法〉平菇洗淨切成小條，金針菇洗淨切成小段；花椰菜洗淨，切成小朵。鍋中放油燒熱後，放入花椰菜翻炒，加少許水燜幾分鐘，放入平菇、金針菇炒至熟，加鹽、味精調味，炒勻即可。

功效〉本品味道鮮美，平菇、金針菇均有防癌抗癌作用；花椰菜對於食道癌、胃癌、肝癌和大腸癌等都有很好的防治作用。本品所用食材都是家常之物，操作簡單，癌症患者以及一般人群都可作為三餐的菜餚經常食用。

花椰菜燒雙菇

原料〉花椰菜 300 克，草菇、香菇各 4 朵，鹽、蠔油、味精等調料適量。

做法〉花椰菜洗淨切成小朵，草菇、香菇洗淨切片，鍋內放適量蠔油，放入花椰菜、草菇和香菇，小火煨 5 分鐘，用鹽、味精調味，再用太白粉勾芡即可。

功效〉本品也是一道美味的防癌抗癌食譜。香菇多醣體與化療藥物合用，可減輕化療藥物毒性、緩解症狀；花椰菜是防癌抗癌佳品。本品可用於癌症手術、放療、化療後，常食抗癌作用更佳。

猴頭菇炒花椰菜

原料〉 鮮猴頭菇 50 克，花椰菜 100 克，蔥、蒜少許，油、鹽適量。

做法〉 猴頭菇用水泡後洗淨切片，花椰菜洗淨切成小塊。鍋內放油燒熱，將猴頭菇和花椰菜入鍋內煸炒，放入少量清水煮至熟爛，再加入蔥、蒜和味精調味即可。

功效〉 猴頭菇可增進食慾，且對皮膚、消化道癌腫有明顯抗癌功效；花椰菜含有抗氧化防癌的微量營養素，長期食用可以減少乳癌、直腸癌及胃癌等癌症的發病率。

海參豆腐煲

原料〉 海參 2 隻，肉絲 30 克，豆腐 1 塊，蔥、薑、鹽、醬油、料酒各適量。

做法〉 洗淨海參，以沸水加料酒和薑去掉海參腥味，撈起沖涼，切成段；肉絲加鹽、醬油、料酒做成丸子；豆腐切塊。將海參放入鍋內，加適量水，放入蔥段、薑片、鹽、醬油、料酒煮沸，再加入丸子和豆腐一起煮熟即可。

功效〉 海參含活性物質酸性多醣、多肽等，能大大提高人體免疫力，含有的營養素硒能有效防癌抗癌，硫酸軟骨膠能延緩衰老。所以本品是一道抗癌佳餚。

筍菇燒海參

原料〉 香菇、蘆筍、胡蘿蔔各 50 克，水發海參 100 克，雞湯、蔥、薑和鹽等調料適量。

做法〉 蘆筍洗淨、胡蘿蔔洗淨去皮切成小塊；香菇溫水泡開後洗淨切成小塊；海參洗淨，切成小塊。鍋內放油燒熱，放入蔥、薑煸炒，加入海參、香菇、蘆筍、胡蘿蔔一起炒，放入雞湯，用小火燉至湯濃即可食用。

功效〉 中醫認為，海參有補腎益精、滋陰健陽，補血潤燥等功效，並含有豐富的蛋白質、鈣、鋅、鐵、硒等活性物質，能防癌抗癌；香菇是具有抗癌作用的菌類食物；蘆筍對白血病、淋巴癌、乳癌、肺癌等均有特殊的療效。本品尤其適合於腫瘤患者，可常食。

昆布海藻煲黃豆

本方源自《本草綱目》。

原料〉 黃豆 100 克，海帶和海藻各 30 克。

做法〉 黃豆洗淨，放入鍋內，加適量清水煮至半熟，再將洗淨切碎的海帶和海藻，與黃豆一起煮至黃豆熟爛，調入油、鹽和味精後食用。

功效〉 本品可清熱化痰、軟堅散結，適用於肝硬化早期痰濕鬱結，咳痰不出、煩躁咽痛、胸悶脅痛、甲狀腺腫大、癭瘤者。方中海帶、海藻均有化痰泄熱、軟堅散結作用，二者聯合運用，可增強療效；黃豆營養豐富，補脾胃、益氣血，與海帶、海藻合用，可清熱化痰、軟堅散結，化痰濁、消腫塊。但沿海地區、甲狀腺癌患者，少吃為宜（含碘過多之故）。

4-4 湯羹類：營養好，易吸收

羹是用蒸煮等方法做成的糊狀、凍狀食物。有兩種：一種是純肉汁，供食飲；另一種是肉羹，製成五味調和的濃肉湯，現在泛指煮或蒸成的汁狀、糊狀、凍狀食品。

湯是主要成分為流質或半流質菜餚食品的總稱。習慣上把液體成分占主導地位的稱「湯」，大量水分和長時間的烹調使湯混合了很多滋味和香味成分。湯從用料上分有肉湯（包括獸肉和禽肉）、海鮮湯、蔬菜湯等。湯的黏度通常高於水，口感稠厚，從口感上有清湯、含固體懸浮物質很多的濃湯等。

黃耆猴頭湯

本方源自《中國藥膳學》。

原料〉 猴頭菇 150 克，黃耆 30 克，瘦肉 50 克，嫩母雞 250 克，小大白菜心 100 克，清湯 750 克，生薑、蔥白、食鹽、胡椒粉、料酒各適量。

做法〉 猴頭菇用溫水泡發後撈出，削去底部的木質部分，再洗淨切成 2 公釐厚的片狀；藥材袋（滷包袋）過濾後留存待用；嫩母雞洗淨切成塊；黃耆洗淨切成薄片；蔥白切成細節；生薑切成絲；小大白菜心洗淨待用。

鍋燒熱下瘦肉，加入黃耆、薑、蔥、雞塊，共同煸炒後，放入食鹽、料酒，以及發猴頭菌的水，少量清湯；大火燒開後，用小火再煮約 1 小時，然後下猴頭菇再煮半小時，撒入胡椒粉和勻。先撈出雞塊放入碗底，再撈出猴頭菇蓋在雞肉上，湯中放入小大白菜心，略煮片刻，將菜心撈出放入碗內即成。

功效〉 本方可益氣健脾，補益虛損，用於脾胃虛弱、食少乏力，易感冒、健忘和麵色無華等症；諸味合用，補而不膩，為健脾的美味佳餚，亦有提高免疫力，防範癌症之功效。

雞血藤養生湯

原料〉 黃耆 15 克，雞血藤 30 克，大棗 5 枚。

做法〉 三者洗淨後一起煮湯飲用，每日 1 次。

功效〉 黃耆補氣，雞血藤養血，大棗健脾，三者合用共同發揮健脾益氣，養血防癌抗癌的作用，特別適合於癌症放療、化療後白血球減少者。

冬瓜消腫湯

原料〉 瘦肉 100 克，冬瓜 300 克，白木耳 60 克。

做法〉 將瘦肉洗淨切條，冬瓜去皮洗淨切成塊，白木耳用清水泡發洗淨。將瘦肉、冬瓜、白木耳一起放砂鍋中，加適量清水，大火煮沸，小火燉煮熟即可食用。

功效〉 本方可利水消腫，尤其適用於肝癌合併腹水者食用。

黨參桂圓兔肉湯

原料〉 黨參 20 克，桂圓 50 克，兔肉 200 克，油和鹽適量。

做法〉 將兔肉洗淨，切成小塊。將黨參煎取汁液，鍋內加油燒熱，放入兔肉，翻炒至熟，加入清水、桂圓肉和黨參濾液，再煮至肉熟湯成，加鹽調味即可。

功效〉 本品用於胃癌氣血兩虛者；對化療放療引起的白血球下降也有提升作用。

瓜豆排骨湯

原料〉 鮮苦瓜 500 克，黃豆 60 克，豬排骨 250 克。

做法〉 鮮苦瓜去瓤切成方塊，豬排骨斬細，黃豆洗淨，三物一起加水適量煮熟，加鹽調味食用。

功效〉 清熱解毒，滋陰補腎之功效，尤適合於腸癌大便滯下者。

百合海帶乳鴿湯

原料〉 乳鴿 1 隻，百合 50 克，海帶 30 克。

做法〉 乳鴿洗淨切成小塊，百合洗淨，海帶洗淨剪斷，加水適量小火煎煮 2 小時以上，加入鹽調味，飲湯食肉。

功效〉 本方有解毒散結、補虛滋腎功效，適合於晚期乳癌虛弱煩悶、患處疼痛者。（但沿海區地的患者須謹慎）

海帶消瘤湯

原料〉 海帶 100 克，豆腐 150 克，香菇 50 克，調料適量。

做法〉 海帶切成絲，豆腐切丁、香菇切片，一起放鍋內加清水適量，煮湯，加鹽、味精調味即可。

功效〉 本方可消腫軟堅散結，適用於各期乳癌輔助調養（但沿海地區的患者須謹慎）。本方對於腹脹、嚴重腎病、痛風、高碘引起的甲狀腺癌患者不宜食用。

海帶薏仁蛋湯

原料〉 雞蛋 2 個，海帶、薏仁各 30 克，鹽、味精、食用油各適量。

做法〉 將海帶洗淨，切成條狀，薏仁洗淨。鍋內加水，放入海帶、薏仁燉至熟爛。炒鍋加油燒熱，將打勻的雞蛋炒熟，隨即將海帶、薏仁連湯倒入，加鹽、味精適量調味即成。

功效〉 海帶消腫抗癌；薏苡酯和多醣可增加人體免疫功能，有效抑制癌細胞的增殖，可用於胃癌、子宮頸癌的輔助治療。本品是癌症患者家常的抗癌菜餚。（但沿海城市的患者須謹慎）

薏仁利水湯

原料〉 薏仁和紅豆各 100 克。

做法〉 取薏仁和紅豆一起煮湯，早晚分食之。

功效〉 本品適用於胃癌手術、放療、化療後的患者，對於有腹水、水腫者尤其適宜。

薏仁冬瓜羹

原料〉 薏仁 100 克，冬瓜 500 克，蜂蜜適量。

做法〉 冬瓜洗淨去皮，切塊榨汁備用。將薏仁洗淨，放入砂鍋中，加適量清水，大火煮沸，小火煮至八分熟，加入冬瓜汁和蜂蜜拌勻，煎熬至薏仁爛成羹即可食用。

功效〉 清熱解毒，健脾利濕，可用於子宮頸癌小腹脹痛、食少者。

薑橘魚羹

原料〉鯽魚 1 條，生薑、陳皮各 10 克，胡椒、料酒、蔥等調料適量。

做法〉鯽魚去鱗、鰓及內臟，洗淨；生薑洗淨切片。然後把薑片、陳皮、胡椒用藥材袋（滷包袋）裝好後放入魚肚內，加水適量，加鹽、料酒等調料後，小火煮熟即可食用。

功效〉本方可溫中健脾益氣，適用於癌症患者見畏寒嘔吐或腹痛、食慾不振、虛弱乏力等症。

枸杞海參瘦肉羹

原料〉枸杞 18 克，海參（洗淨浸泡之濕品）150 克，瘦肉 100 克，豬骨 300 克，鹽適量。

做法〉枸杞洗淨，海參切細粒備用，瘦肉剁成碎肉。豬骨加清水熬 2 小時，濾出豬骨湯加入海參、枸杞煮熟爛，加入碎肉，最後加入鹽調味食用。

功效〉中醫認為，枸杞味甘、性平，具有補肝益腎之功效，常用來治療肝腎陰虧、腰膝酸軟、頭暈、健忘等病症。現代藥理學研究證實枸杞可調節人體免疫功能、有效抑制腫瘤生長和細胞突變，具有抗腫瘤作用。海參可補元氣，滋五臟六腑。現代研究認為，海參可提高人體免疫力，具有防癌抗癌作用。本方可滋陰補血，養脾腎，適合於癌症患者，尤其是化療期間見眩暈、心悸者。

栗芡蓮子羹

原料〉 栗子、芡米和蓮子各 100 克。

做法〉 上述食材共煮成羹食用。

功效〉 栗子、芡米和蓮子富含碳水化合物，特別是澱粉含量豐富，可健脾養胃，適合於胃癌康復期患者，可作為日常點心食用。

金蒜莧菜湯

原料〉 大蒜 8 瓣，莧菜 500 克，枸杞少許，油、鹽等調料適量。

做法〉 莧菜洗淨切成段，大蒜洗淨去皮備用。鍋放油燒熱，放入蒜粒，小火煎黃，加適量清水，煮滾後放入莧菜，再次煮滾，撒上枸杞，用鹽調味即可。

功效〉 大蒜中的鍺和硒等營養素可抑制癌細胞的生長，美國國家癌症組織認為，全世界最具抗癌潛力的植物中，大蒜位居榜首。故本方尤其適合於癌症患者食用。

4-5 蔬果汁類：最好渣汁一起喝

蔬果汁最好渣汁同喝。水果和蔬菜營養價值豐富，含有豐富的膳食纖維、維生素和礦物質，對於菸酒過多，蛋白質和脂肪攝入過量的現代人來說，可以補充營養，降脂減肥和防癌抗癌。現代人工作忙碌，飲食往往不均衡，蔬果攝入過少，所以蔬果榨汁是對於蔬果攝入不足人群的一種補充。

現在有些人食用蔬果汁時，將汁液再過濾，只飲用過濾後的濾液。其實蔬果榨汁，過濾後很稀薄的濾液，其營養價值已經很低，因為水果中的果膠、膳食纖維和各種營養素幾乎都留在果渣中了，這樣的果汁顯然營養很低。所以，喝蔬果汁最好是喝榨好後的原液。

柑橘高麗菜汁

原料〉 1 顆柑橘（剝去外面的硬皮），1 ／ 4 個中等大小的高麗菜，1 根香菜。

做法〉 將它們依次放到果汁機裡榨汁飲用。

功效〉 柑橘富含維生素 C，是抗癌佳果；高麗菜可提高人體免疫功能，為世界衛生組織推薦的食物。適合癌症患者康復期食用。

葡萄鳳梨杏汁

原料〉 1 小串葡萄，1 ／ 3 顆鳳梨，2 顆杏桃。

做法〉 將葡萄和杏桃洗淨，去掉杏桃的核，將鳳梨去皮。所有水果都切成合適大小的塊，榨汁並立即飲用。

功效〉 葡萄籽 95%的成分為原青花素，其抗氧化功效比維生素 C 高出 18 倍，具有防癌抗癌作用；杏桃營養豐富，含蛋白質 23%～ 27%、醣類 10%，還含有磷、鐵、鉀、鈣等礦物質類及多種維生素，是滋補佳品。本品適合於一般人保健及癌症患者康復食用。

芹菜蘋果汁

原料〉 胡蘿蔔 1 根，蘋果 1 顆，芹菜 60 克。

做法〉 將胡蘿蔔洗淨，去皮切成小塊；蘋果洗淨，去皮與核，切成小塊；將芹菜洗淨，切小段；與所有材料一起放入果汁機中，攪成果汁即可飲用。

功效〉 適合一般人保健及癌症患者，且可改善癌症患者的便祕。

奇異果芹菜汁

原料〉 奇異果 2 顆，芹菜 1 根，蜂蜜適量。

做法〉 奇異果去皮洗淨，切成小塊，芹菜洗淨切小段，在果汁機中倒入 150 毫升純淨水，然後依次放入奇異果、芹菜攪成汁，最後加蜂蜜調味。

功效〉 奇異果含豐富的維生素 C，芹菜膳食纖維豐富，二者合用，有防癌抗癌作用。本品適合於一般人保健及癌症患者康復食用。脾胃虛寒者慎服。

青椒蔬果汁

原料〉 青椒、生菜各 50 克，鳳梨、蘋果和檸檬各半顆，番茄 1 顆，蜂蜜適量。

做法〉 青椒洗淨去籽，切成小片；生菜洗淨切成段；番茄、鳳梨、蘋果和檸檬分別洗淨，切成片；按順序將青椒、生菜、番茄、鳳梨、蘋果和檸檬放入果汁機內榨汁，然後加入蜂蜜調味。

功效〉 可增進食慾，對化療後胃口不適的患者尤其適合。

蔬菜蘋果汁

原料〉 1 ／ 4 顆中等大小的高麗菜，1 顆蘋果，1 根芹菜，1 顆奇異果。

做法〉 將高麗菜、芹菜洗淨切碎，蘋果切塊，奇異果去皮，一起放入果汁機中榨汁。

功效〉 奇異果、蘋果、高麗菜和芹菜均是防癌抗癌佳果。此蔬果汁營養豐富，含有豐富的維生素和礦物質，適合於各種癌症患者放療後，或者一般人出現口咽乾燥、皮膚乾燥、營養不足時飲用。

地瓜胡蘿蔔汁

原料〉 1 條小地瓜，2 根胡蘿蔔，1 根芹菜。

做法〉 將所有原料洗淨，榨汁並立即飲用。

功效〉 本品是具有強效抗氧化作用的混合汁，可防癌抗癌。

果汁膏

原料〉 甘蔗、西瓜、水梨、柳丁、橘子、龍眼各適量。

做法〉 取上述水果中的 5 種榨汁，加入牛奶及生薑汁少許，用蜂蜜收膏，飲用時稍加水服用。

功效〉 此方具有利咽、寬中的作用，對於喉癌、口腔癌患者放療後，津液損傷有緩解作用。

五汁飲

原料〉 水梨 200 克，鮮藕 500 克，鮮蘆根 100 克（乾品減半），鮮麥冬 50 克（乾品減半），荸薺 500 克。

做法〉 鮮蘆根洗淨；水梨去皮、核；荸薺去皮；鮮藕去皮、節；鮮麥冬切碎；以潔淨的紗布或果汁機絞擠取汁；冷飲或溫飲，每日數次。如無鮮蘆根、鮮麥冬，也可選取乾品另煎和服。

功效〉 本方是清代吳鞠通在其《溫病條辨》中的名方。本方可清熱潤燥、養陰生津，適用於溫病及放療後邪傷津液所致的口中燥渴、乾咳、煩躁等症。對於癌症患者放療後出現津傷、皮膚乾燥、咽乾口渴、口腔潰瘍等一派陰津損傷之象者尤為適宜。本品以鮮品為佳。

山楂橘皮茶

原料〉 綠茶 5 克，山楂 2 片，橘皮 5 克。

做法〉 上述三樣放入杯中，加入沸水沖泡即可飲用。

功效〉 很多人飯後喜歡來杯茶，解解油膩，幫助消化，山楂橘皮茶或許是首選。綠茶含茶多酚，可消油脂、抗癌；山楂消肉積、降血脂；橘皮可理氣和中。本品適合於一般人保健及胃腸道癌症患者康復飲用。

靈芝茶

原料〉 靈芝 10 克，茶葉 5 克。

做法〉 將靈芝切成薄片，與茶葉一起用沸水沖泡後飲用，也可將靈芝、茶葉稍加煎煮後飲用。

功效〉 靈芝是最佳的免疫功能調節劑和活性劑，可顯著提高人體的免疫功能，增強患者自身的抗癌能力。本品可用於各種癌症、老年體虛、呼吸系統疾病、高血脂、動脈硬化者。

Chapter 5

因癌制宜調飲食

對於腫瘤患者來說，合理飲食是關鍵，尤以手術前後期間，患者消化吸收功能較差，飲食上忌大補難以消化、吸收之物，免得加重胃腸道負擔。而合理飲食下，須再根據不同腫瘤的特性和患者的實際狀況來做飲食的調配。

5-1 治療期間的飲食調理法

手術期間

忌盲目大補

手術前後期的癌症患者，往往人體組織損傷較重，飲食中可適當食用些有收斂功效的食物或藥物，如芡米、鴿肉、蓮子等，可以加快恢復元氣，促進傷口癒合和組織修復，減輕痛苦。

飲食宜清淡，多吃瘦肉、雞肉、雞蛋、鵪鶉蛋、鯽魚、大白菜、蘆筍、芹菜、菠菜、黃瓜、冬瓜、香菇、豆腐、海帶、紫菜、水果等食物。

手術前後期間，患者消化吸收功能較差，飲食上忌大補難消化、吸收之物，如甲魚、牛肉、羊肉、螃蟹、鹹魚之類，以免加重胃腸道負擔。忌辣椒、花椒、咖哩、菸酒等刺激性食物及飲料。

消化道腫瘤手術的飲食調理

消化道腫瘤，特別是胃癌、食道癌手術後，患者進食受到影響，胃腸道吸收功能下降，易出現消瘦、體虛等營養不足表現，此時飲食要力爭做到高營養、高維生素、多飲水。飲食宜清淡，可給與清淡流質、半流質，如牛奶、優酪乳、豆漿、花卷、餛飩、饅頭、麵包、素菜包、發糕、綠豆粥、肉泥粥、豆沙粥、菜泥粥、紅豆湯、水煮蛋、蒸蛋羹、番茄雞蛋湯、絲瓜炒蛋、肉泥蒸蛋餅、白菜豆腐湯、蝦仁豆腐、蒸鯿魚、鮮肉蛋餃、清蒸小肉丸、燴魚丸、菠菜豬肝湯、肉鬆、芝麻糊、蘋果羹、豆花等，並注意少量多餐，避免吃過甜、油膩的食物。

推薦食療方

山藥蓮子芡米湯

做法〉山藥、蓮子和芡米適量，加水煮湯食用。

功效〉促進手術後傷口恢復。

太子參粥

做法〉太子參 20 克，煎取汁，以此汁液煮粥食用。

功效〉太子參補氣生津，對術後體質虛弱者，可多食用。

蘑菇鯽魚湯

做法〉蘑菇 20 克，鯽魚 250 克，煮湯，加鹽調味調服。

功效〉本品味道鮮美，補益作用強，兼有抗癌作用，是術後常食的湯品。

香菇雞肉飯

原料〉香菇 20 克，雞肉 100 克，白米 200 克，食用油、蔥、薑、鹽各適量。

做法〉香菇泡開去蒂切片，雞肉切成絲，先煮七分熟。白米洗淨加水，加入香菇、雞肉絲、少許食油、薑末和蔥，煮飯即可，吃時加鹽調味。

功效〉本品營養豐富，手術後可作為主食常食。

黃耆魚片羹

原料〉黃耆 20 克，薏仁 30 克，青魚適量，薑絲、蔥、鹽和味精適量。

做法〉黃耆煮水，青魚做成魚片；鍋中加水，放入黃耆水，青魚片，薏仁、薑絲、蔥，加澱粉勾芡，放鹽和味精調味即成。

功效〉 黃耆補氣固表，增強免疫力，薏仁健脾祛濕，本品味道可口，手術後可常食。

化療期間

蠻補則加重負擔

化療在治療腫瘤的同時，也對身體帶來了很多副作用，特別由於化療藥物對消化道的刺激，病人可能會出現一系列消化道反應，如食慾不振、厭油、噁心、嘔吐、食量減少和腹瀉等。由於化療帶來眾多不適，有些患者甚至難以堅持完成整個治療過程，這對病人的康復和治療的正常進行極為不利，因此如何做好腫瘤病人化療期間的飲食調理顯得尤為重要。

化療期間，藥物對胃腸道功能有所損傷，脾胃功能往往受損，消化吸收功能欠佳，患者常表現為胃口差，沒有食慾。這時很多患者家屬會擔心，患者進食少，可能會難以耐受化療，常常一味地給患者進食滋補食物，如甲魚湯、鴿子湯，什麼食物蛋白高就吃什麼，結果往往進一步加重患者腹脹、消化不良的表現。

以易吸收為準

對於化療期間的患者，若患者無進食的慾求，不必強求病人多進食，此時的飲食宜清淡，進食流質或半流質，如稀飯、清湯、粥等，少量多餐。多食薏仁、山藥、百合、大棗、生薑、山楂、白蘿蔔、白扁豆、陳皮等健脾開胃的食品，多食用各種健脾養胃的食療粥，如薏仁粥、芡米粥、蘿蔔粥、山藥百合糯米粥和雞內金粉粥等。化療期間見噁心、嘔吐者，不妨還可常吃點薑，有止嘔作用。

豆類是補充優質蛋白的上好選擇，屬於植物蛋白，易吸收，適合於諸多癌症治療期間的患者。此外，根據患者胃腸道吸收情況，建議穀類和各種雜糧每天的攝入量須循序漸進，逐漸加大，總量有所控制；蔬菜水果的攝入量每天以 400 ～ 500 克為宜；肉、魚類等動物性食物攝入量每天以 50 ～ 80 克為宜。

多飲水

在調整飲食的同時，注意適當多補充水分。化療期間飲水量要比平日更多些，這樣能保證腎臟功能正常運轉和促進藥物代謝排泄，減少對人體的損傷。一般可透過觀察尿量來判斷飲水量是否足夠，如果每日尿量不足 1,500 毫升，提示病人飲水量不足，應及時補充水分。

病人在嘔吐間歇期間，可多飲水，多吃冷流質，如西瓜汁、豆花、鹹豆漿、牛奶、蛋花湯、紅豆泥湯（去皮）、綠豆泥湯（去皮）、肉泥湯、豬肝湯、米粉湯、蛋花米湯、胡蘿蔔泥湯、水梨汁、柳丁汁、蘋果汁、菠菜汁和青菜汁等。

化療後貧血

對化療後出現貧血的患者，適量食用畜肉類，如瘦肉、豬肝等是很好的選擇，只是目前的豬肝，因為餵食中大量添加了人工飼料及抗生素等，殘留毒性不少，需注意。

多食苜蓿、芹菜、白蘿蔔葉、莧菜和番茄等蔬菜；水果宜食杏桃、桃子、葡萄乾、紅棗、楊梅、柚子等。

在進食方式上，可以根據患者病情所處的階段、症狀和進食情況，把食物加工成患者能夠攝取和吸收的形式，這樣更有利於患者補充營養。

推薦食療方

薑汁黃鱔煲

原料〉 生薑 50 克，黃鱔 200 克，鹽和生粉適量。

做法〉 生薑榨取薑汁，黃鱔洗淨切成段，與薑汁、鹽和生粉拌勻，放入鍋中，加適量清水，煮熟後食用。

功效〉 黃鱔補虛損、強筋骨，對增加白血球有一定作用；生薑止嘔，可緩解化療後胃腸道不適。

益氣補血粥

做法〉 花生和枸杞各 20 克，山藥 50 克，黃耆 30 克，糯米 100 克，一起煮粥食用。

功效〉 黃耆補氣，增強免疫力，可增加白血球；花生、枸杞和山藥均為清補佳品，補氣養血，提高免疫力。

黃豆骨湯

原料〉 黃豆 100 克，肉骨 1 根，薑 2 片，鹽和黃酒少許。

做法〉 黃豆提前泡好，骨頭洗淨汆去血水，放點黃酒。鍋中加水，水中加骨頭、黃豆和薑燉爛即可，吃時加點鹽調味。

功效〉 本品營養豐富，有一定增加白血球的作用。

紅棗木耳湯

原料〉 紅棗 15 枚，黑木耳 10 克，冰糖適量。

做法〉 黑木耳用溫水泡發，洗淨，撕成小塊；紅棗洗淨去核。將紅棗、黑木耳和冰糖一起放砂鍋中，加入適量清水，煮至紅棗和黑木耳熟爛即可。每日 1 次，連服數日。

功效〉 本膳是補血聖品，對於癌腫患者化療後出現的貧血、頭暈、白血球下降者，有很好的補血功效。

山藥薏仁粥

做法〉 山藥 50 克，薏仁 20 克，白米 100 克，煮粥食用。

功效〉 能補氣健脾胃，止瀉，適用於化療後脾胃虛弱所致食慾不振、脘腹脹滿者。

放療期間

放療後陰液損傷

放療常常會損傷人體津液，患者會出現津液不足，口燥咽乾、咳嗽少痰等副作用，飲食上宜多食點滋潤而富有營養之物，可多熬點湯類，如魚湯、瘦肉湯、藕粉、水梨汁、蛋花湯、荸薺汁和絲瓜汁等。

放療常導致「內熱」，應忌食熱性食物，如羊肉，以及辣椒、花椒、芥末、八角、桂皮等，絕對禁煙、酒，甚至薑蒜都要少放，因為放療導致黏膜受損後，對這類食物敏感性大增，食後會導致火辣辣的痛。

咽喉部、鼻腔等處放療後，許多人對食用柑橘都很不適宜。因為其中的酸性成分會刺激黏膜。此時，胃以喜為補，不必強求，完全可用其他患者自覺吃了舒服的水果（如水梨汁、甘蔗汁、鮮蘆葦汁、鮮茅根汁等）代替，修復效果良好。

對症處理

放療後出現口乾、咽燥、乾嘔、味覺喪失、放射性食道炎者，這些是頭頸部或胸部腫瘤病人最常見的放療反應，因放射線損傷了唾液腺及黏膜所引起，這時飲食應以湯水較多、質地細軟、滋味清淡的食物為主。如果有吞嚥困難，可以吃一些冷食或多飲水來緩解，蔬菜或水果可以榨成汁飲用，並可口含冰塊，進食少量冷飲，多飲優酪乳。還可用五汁飲：水梨、藕、甘蔗、荸薺、麥冬適量榨汁服；亦可用蔬果方：蘋果、水梨、葡萄、柚子、黃瓜、胡蘿蔔、白蘿蔔、綠葉蔬菜，上述蔬果任選 2 ～ 3 種，加芹菜 1 根，榨汁，連渣飲服。

飲食上避免辛辣、堅硬、粗糙的食物，以免損傷口腔黏膜。吞嚥動作宜緩慢，以免嗆入氣管。也可使用加濕器，保持室內濕度在 60%左右。並注意避風寒，以免感冒。

放射性腸炎是盆腔、腹腔、腹膜後惡性腫瘤經放射線治療引起的腸道並發症，常出現噁心、嘔吐、腹瀉、排出黏液或血便等表現。此時飲食宜食用易消化、少油膩的食品，如半流飲食或少渣飲食，忌食含纖維素多的食品及黏膩食品。多食營養豐富、清火的食物，如水梨、綠豆、白木耳等為宜。嗅覺異常者和噁心嘔吐者可在食物中加點薑食用，也有一定的止嘔作用。還可用馬齒莧綠豆湯，以清熱利濕。

放射性膀胱炎常發生在膀胱癌、攝護腺癌、子宮頸癌等盆腔腫瘤的放射線治療中和治療後，這時應讓病人多飲水，多排尿，勿憋尿。飲食上可用綠豆 60 克、車前草或淡竹葉 30 克，煎湯頻服；也可用薺菜 30 克、豆腐 60 克燒湯服食。

推薦食療方

西洋芹炒百合

原料〉 西洋芹 200 克，百合 100 克，鹽、味精、沙拉油、太白粉適量。

做法〉 西洋芹洗淨切成菱形；百合洗淨掰成小瓣；西洋芹、百合放入沸水湯鍋燙至剛熟時撈起；油鍋中放入西洋芹、百合、調味料，快速翻炒至勻，放入味精勾芡收汁後起鍋裝盤即成。

功效〉 本品滋陰潤肺，清熱解毒，放療期間常食，可緩解放療副反應。百合滋陰效果極佳，可煮湯、煮粥、榨汁等，均為放療期間常備的家常食物。

紅棗蓮子銀耳羹

原料〉 白木耳 10 克，紅棗 5 粒，蓮子 10 粒，冰糖適量。

做法〉 將白木耳用溫水浸泡，待白木耳漲發以後，去蒂用手撕成小塊待用；紅棗去核洗淨，蓮子去芯洗淨，用水浸泡 30 分鐘；燉鍋中加水，燒開後放入白木耳、紅棗、蓮子，轉小火燉，至白木耳變軟變黏稠，加入適量冰糖溶化即可。

功效〉 本品滋補陰血，養心安神，放療期間可常食。白木耳也可單獨煎湯，加冰糖調服，效果亦佳。

生津飲

做法〉 新鮮蘆根、新鮮茅根、水梨、藕各適量，榨汁飲用。

功效〉 清熱生津潤燥，特別適合於放療期間口乾、味覺減退、有燒灼感等，具有緩解作用。也可用蘆根和白茅根煎湯服。

銀花蘆根粥

原料〉 蘆根 30 克，金銀花 50 克，白米 100 克。

做法〉 蘆根和金銀花煎湯取汁，汁液與白米煮粥，加冰糖調服。

功效〉 健脾清熱解毒，為腫瘤患者放療期間食用的清熱佳品，常食效果更佳。也可常飲蘆根汁、綠豆湯、冬瓜湯等。

黃精玉竹飲

做法〉 黃精和玉竹各 20 克，煎湯，加冰糖調服飲用。

功效〉 滋陰生津，可作為鼻咽癌、頭頸部腫瘤放療的常備飲品。

5-2 不同癌，怎麼吃？

在臨床營養門診以及講座中，接觸到大量腫瘤患者，他們患癌後，對自己的飲食很小心謹慎，不知道什麼能吃，什麼不能吃，一日三餐的膳食不知如何安排，希望何裕民教授以及我能給予一些指導。也有的腫瘤患者及其家屬，受陳舊觀念（患病後就是要補）的影響，很多患者家屬很體貼、孝順，有時好心卻幫倒忙，看到患者做完治療身體很弱，就拼命進補，雞鴨魚肉、各種營養保健品一股腦全部上，臨床常見到有些患者，一邊吃著化療藥，一邊拼命補甲魚、蛋白粉之類的營養品，結果病情不僅沒有很快恢復，反而有加重趨勢。

所以對於腫瘤患者來說，合理飲食很重要。當然沒有食物是十全十美的，在一日三餐中，要注意以下幾個方面：食物雜而多樣化；多吃全穀類、薯類和雜豆類；限制肉類攝入，但不絕對禁止，每天肉類攝入量 50 ～ 80 克，多選擇魚和禽類；不吃加工醃製肉食，食慾欠佳時，可偶爾在喝粥時搭配點鹹菜和豆腐乳之類，以改善胃口，增加進食量；每天多吃蔬果，蔬菜每天 300 ～ 400 克，其中保證有一半是綠葉蔬菜，水果每天 200 ～ 400 克，保證每天有 2 ～ 3 個不同品種；多食大豆；口味盡量清淡，少油、鹽和糖；禁菸酒。在此基礎上，再根據不同腫瘤的特點和患者的具體情況，飲食做相應調整。在此，應廣大讀者的期盼，我們對常見的、發病多的腫瘤，推薦一些日常易於料理的家常膳食供參考。但即使是患同一種癌，每個人的發病情況、個人體質、身體狀況、胃口和治療情況等還有差異，因此不必照本宣科。

腦瘤 Brain tumor

腦瘤又稱顱內腫瘤，是指生長於顱腔內的新生物。本病可發生於各種年齡，約 85％見於成年人，但在兒童中發病率僅次於白血病，居第二位，並形成第一個發病年齡高峰（15 歲以下）。20 ～ 30 歲以後，隨年齡的增長，腦瘤發病率增加，至 60 ～ 80 歲發病率達高峰，形成第二個高峰。惡性腦瘤，生存期短，死亡率高。

中醫認為，本病多表現為「風」證，飲食上可以多用具有祛風作用的食物，如菊花、桑葉等。芝麻、核桃均有一定的促進腦功能和抗腫瘤作用，所以日常可常吃。適當多食含澱粉較多的主食，如馬鈴薯、雜糧類，以補充大腦的消耗。腦瘤患者忌用燥熱屬性的食物，如花椒、胡椒、辣椒以及人參等，以免加重病情。

建議主食

核桃健腦粥

原料〉 核桃仁 5 個，薏仁和栗子各 20 克，白米 100 克。

做法〉 以上幾味一起煮粥食用。

功效〉 核桃中的磷脂，對腦神經有良好保健作用，栗子含碳水化合物較多，可促進腦功能恢復，本品可作為腦瘤患者日常主食，早晚食用，也可作為點心吃。

芝麻枸杞飯

原料〉 黑芝麻和枸杞各 20 克，白米 200 克。

做法〉 黑芝麻、枸杞和白米一起煮，常食用。

功效〉 黑芝麻是防衰健腦的保健食品，枸杞是常用藥食兩用佳品，現代藥理學研究證實枸杞可調節人體免疫功能、能有效抑制腫瘤生長和細胞突變，有抗癌作用。對於腦瘤患者，本品亦可作為主食常食，對於一般老年人體質較虛，易出現健忘、頭暈和聽力下降者，也可經常選用。

建議菜餚

涼拌三絲

原料〉 海帶、白蘿蔔和馬鈴薯絲各適量。

做法〉 上述材料切成絲，用水將海帶絲、馬鈴薯絲煮熟，與白蘿蔔絲一起加佐料拌勻食用。

功效〉 海帶軟堅散結，消腫瘤，白蘿蔔在飲食和中醫食療領域有廣泛應用，蘿蔔的木質素，能提高巨噬細胞的活力，吞噬癌細胞，具有抗癌作用。馬鈴薯澱粉含量高，營養豐富，本品也適合於消化道腫瘤、肺癌、口腔癌等患者食用。

蘑菇豆腐羹

原料〉 鮮蘑菇 100 克，嫩豆腐 200 克，精鹽、味精、太白粉、蔥段適量。

做法〉 鮮蘑菇洗淨，沸水中燙一下，沖涼切片；嫩豆腐切丁，放在碗中，用開水燙一下瀝去水；花生油入鍋燒熟，放入蔥段炸香，再放入豆腐、精鹽，旺火燒沸，湯汁乳白時，放入蘑菇片、味精，用太白粉勾芡，起鍋去蔥段裝盤即成。

功效〉 蘑菇具有防癌抗癌作用，且味道鮮美。本膳可口味美，對於腦瘤患者，胃口較差，食慾不振者，可改善相應症狀。

菇筍肉絲

原料〉 蘆筍 100 克，香菇 50 克，瘦肉 100 克，雞蛋 1 個，蔥、薑、油、鹽、太白粉、味精、麻油各適量。

做法〉 水發香菇洗淨切絲，蘆筍切絲；豬肉切絲放入打碎的雞蛋拌匀。肉絲過油撈出，餘油加蔥、薑略炒，放蘆筍、香菇、肉絲、鹽、味精翻炒，太白粉勾芡，淋麻油出鍋即可。

功效〉 蘆筍中含有豐富的抗癌營養素硒，可抑制致癌物的活力並加速解毒，刺激人體免疫功能，提高對癌的抵抗力，對大多數癌症都有一定的療效，甚至使癌細胞發生逆轉。香菇味道鮮美，營養豐富，能增強細胞免疫力，抑制癌細胞生長。本品可作為午餐和晚餐的菜餚常食，對於其他癌症患者，也可選用。

建議茶點

菊花綠茶飲

原料〉 菊花、綠茶各少許。

做法〉 上述放入瓷杯，用開水沖泡，加蓋後浸泡 10 分鐘。

功效〉 時時代茶飲用，可清熱去火。菊花可散風清熱，平肝明目，綠茶含茶多酚，可直接殺傷癌細胞和提高人體免疫力，並可緩解頭痛症狀。本茶飲對於腦瘤頭痛、目澀者更適宜。

薏仁蘿蔔餅

原料〉 薏仁粉、山藥粉、白蘿蔔和瘦肉絲各 50 克，麵粉 100 克，薑、蔥花等調料各適量。

做法〉 用薏仁與麵粉、山藥粉，加水混合，揉成若干小麵團；白蘿蔔洗淨切成細絲，與瘦肉絲在鍋中煸炒，加薑、蔥花適量拌勻成餡，與麵團做成餡餅，烙熟即成。

功效〉 本品可作為三餐外點心食用，對於見有腹脹、消化不良的腫瘤患者，也可常食。

水果羹

做法〉 水梨、香蕉、蘋果、橘子均切成小塊，置水中煮，將成時加入太白粉勾芡即可食用。

功效〉 本品含豐富的維生素和礦物質，味道香甜。

對症食療方

菊花清火粥

原料〉 白菊花 10 克、決明子 20 克、薏仁 30 克、白米 100 克，冰糖少許。

做法〉 先把決明子放入鍋內炒至微有香氣，取出即為炒決明子，待冷後和白菊花一起加清水同煎去渣取汁，放入薏仁和白米煮粥。粥將成時，放入冰糖，煮至溶化即可。

功效〉 清肝降火，養神通便，適用於腦瘤見目澀，口乾者。

參鬚肉湯

原料〉 黃耆和黨參各 10 克，山藥 50 克，枸杞 10 克，排骨 250 克，清水適量。

做法〉 黃耆和黨參裝入藥材袋（滷包袋），紮口後和排骨、山藥、枸杞一起放入鍋中，加適量水，先大火後小火燉煮至熟，撈出袋子後即可，飲湯食肉，每次 1 小碗，每天 1 次。

功效〉 補血益氣，化淤安神，特適用於腦瘤放療、化療後患者。

枸杞菊花茶

做法〉 枸杞 30 克，菊花 10 克。煎湯代茶飲。

功效〉 用於腦瘤伴有眼球突出，視力減退者。

白鰱河粉湯

做法〉 白鰱魚頭 1 個，河粉、花菜少許。紅燒食用。

功效〉 緩解腦瘤治療後頭暈失眠、體質虛弱者。

鼻咽癌 Nasopharyngeal carcinoma

鼻咽癌是發生在鼻咽部的一種惡性腫瘤，台灣、新加坡、香港、中國廣東、廣西、福建是全球最好發的地帶。

對於鼻咽癌患者，因放療造成津液大量損失，導致皮膚乾燥、口鼻目乾、大便祕結、內熱明顯之象，日常飲食上應以涼潤的食物為主，忌食辛辣刺激性食物，要多食蔬果，如柿子、甘蔗、香蕉、西瓜、奇異果、胡蘿蔔、冬瓜、百合以及新鮮蔬果汁；本病患者味覺和嗅覺常有減退，所以飲食盡量色、香、味俱全，鮮美可口，以緩解放療造成的副作用。也可適當進食具有補益脾肺的食物，如大棗、山藥、核桃仁、香菇等。

中醫認為，肺開竅於鼻。《靈樞．五閱五使篇》云：「鼻者，肺之官也。」說明了肺與鼻的相互關係。反之，鼻病也多源於肺，如肺虛津少，鼻竅失養，可致鼻病，故而本病患者飲食上宜多食養肺潤肺之物，如水梨、白木耳、白蘿蔔、山藥、芝麻、百合、鴨肉和麥冬等。

建議主食

百合養陰粥

原料〉 百合 30 克，紅棗 6 枚，白米 100 克，冰糖適量。

做法〉 百合用清水洗淨泡軟。白米與百合、紅棗一起加水煮粥，粥成時加入冰糖，溶化後稍煮片刻即可，每天早晚食用。

功效〉 百合能養肺陰、潤肺燥、清肺熱，對於腫瘤患者，有助於增強體質、抑制腫瘤細胞的生長以及緩解放療、化療反應。其他常見食用方法，如蓮子百合糖水、百合綠豆湯等，對本病、口腔癌及其他腫瘤放療後出現口鼻乾燥、內熱重者也非常適宜。

白木耳粥

原料〉 白木耳 3 克，白米 50 ～ 100 克，冰糖適量。

做法〉 白木耳洗淨泡發，與白米放入鍋內同煮粥，粥將熟時加入冰糖即可。

功效〉 研究證實，白木耳可增強人體免疫能力，抑制癌細胞生長，具抗癌作用。也可做成白木耳蓮子羹當做早餐或者點心食用。

建議菜餚

百合鯽魚湯

原料〉 鯽魚約 1,000 克，百合 100 克，鹽適量。

做法〉 鯽魚加工洗淨，控乾水分，經油炸後，加開水、鹽煮至七分熟；百合去掉雜質，在清水中浸泡半小時；將百合放入魚湯中，再輔以精鹽，旺火燒開，撇淨浮沫，改用小火煮熟，調好味即成。

功效〉 本品滋補潤養，味道鮮美，鼻咽癌患者可多選擇食用。

冬瓜滋陰湯

原料〉 鴨肉 100 克，冬瓜 200 克，香菇 20 克，薑片、鹽、雞精適量。

做法〉 鴨肉切成片，香菇泡開後切成粗絲，冬瓜切成小塊。油鍋燒開，加適量水，倒入鴨肉，煮 30 分鐘，加入冬瓜、香菇絲繼續煮至鴨肉熟爛，根據個人口味加入適量的鹽、雞精調味即可，也可用鴨肉與竹筍共同燉食。

功效〉 鴨肉可補虛勞、滋五臟之陰，冬瓜清熱利水，本品對於鼻咽癌有發熱、體虛、食慾不振者尤其適宜。

川芎白芷燉魚頭

原料〉 白鰱頭250克，紅棗10枚，川芎和白芷各6克，薑、鹽各適量。

做法〉 白芷、川芎和生薑洗淨，紅棗去核，生薑去皮，切片；魚頭洗淨斬件，將川芎和白芷用藥材袋（滷包袋）包好，與紅棗、薑、魚頭放入鍋中，加適量水煮熟，加鹽調味即可食用，食用時去袋。本

功效〉 本品是一道健康名菜，不僅美味可口，並有鎮靜止痛，祛風活血的功效，對鼻咽癌出現頭痛者有一定的治療作用。川芎和白芷氣味較重，用量不可過大，以免影響食用。

無花果燉豬肉

原料〉 無花果20克，瘦肉100克，鹽適量。

做法〉 將無花果和瘦肉洗淨，共同放置鍋中燉熟，加鹽調味食用。

功效〉 無花果可潤肺止咳，清熱潤腸，其果實和葉子中含有多種抑癌活性成分，如苯甲醛、呋喃香豆素和硒，具有防癌抗癌作用。本品對於鼻咽癌治療後咽喉腫痛、熱毒盛者有一定的輔助治療作用，也適合於肺癌伴有咳嗽咳痰者。

建議茶點

橄欖利咽飲

原料〉 橄欖6枚，羅漢果1個。

做法〉 橄欖略搗爛，與羅漢果一起，加水煎湯代茶飲。

功效〉 橄欖可生津止渴，對咽喉疼痛有一定作用；羅漢果可用於肺熱咳嗽、咽痛失音、便祕，本茶飲對於鼻咽癌放療後咽喉疼痛，口乾，咽痛喑啞者有一定作用。其他諸如經常吸

菸、教師，以及長坐辦公室，呼吸不到室外新鮮空氣而影響肺部功能者，也可常嚼羅漢果。

牛蒡茶

做法〉 牛蒡（適量）炒黃，泡茶飲用。

功效〉 可輔助治療鼻咽癌。牛蒡具有疏散風熱，利咽散結等功效，本茶品適合於鼻咽癌放療後咽喉燥熱、口乾等。

麥冬粥

原料〉 麥冬 30 克，白米 100 克，冰糖適量。

做法〉 將麥冬洗淨，放在砂鍋內，加水上火煎出汁，取汁待用。鍋內加水，燒沸，加入白米煮粥，煮至半熟時，加入麥冬汁和冰糖，再煮開成粥即可。

功效〉 麥冬可潤肺養陰生津，本品可用於鼻咽癌放療後津傷者。

對症食療方

綠藕湯

做法〉 苦瓜、綠豆和生藕節各適量，食材煮湯，代茶飲。

功效〉 適合於鼻咽癌放療後的陰虛內熱患者，有滋陰生津、清熱涼血之功。

番茄水果汁

做法〉 水梨、番茄、西瓜。食材切成丁，拌和，隨意食用。

功效〉 適合於鼻咽癌放療後口乾咽喉痛者。

通鼻汁

做法〉 生蘿蔔汁適量滴鼻，每次 1 ～ 2 滴。

功效〉 用於鼻咽癌痰多而鼻塞者。

百合飲

做法〉 百合適量煮水，飲湯。

功效〉 每天飲用，對於處於放療期間的鼻咽癌、上頜竇癌等癌腫患者，可明顯緩解口乾咽燥、內火盛的症狀，效果顯著。

口腔癌 Oral cancer

口腔癌是發生在口腔的惡性腫瘤之總稱，是頭頸部較常見的惡性腫瘤之一。在臨床實踐中口腔癌包括牙齦癌、舌癌、軟硬腭癌、頜骨癌、口咽癌、唇癌和上頜竇癌等。

口腔癌接受治療後，特別是放療後，患者會出現口腔唾液腺分泌嚴重受限，口乾、疼痛燥熱，甚至口腔潰瘍，部分患者進食受限，因此飲食應以具有清熱生津作用的湯、粥、羹和半流質、流質的飲品類為主，注意保持口腔清潔衛生。多食新鮮蔬果，保持大便通暢；食物不宜過燙；忌食辛辣、油煎、烤和炸的食物；忌菸酒。

建議主食

清熱祛火粥

原料〉 苦瓜 50 克，菊花 20 克，白米 100 克，冰糖適量。

做法〉 將苦瓜洗淨去瓤，切成小塊備用。白米洗淨，菊花漂洗，二者同入鍋中，倒入適量的清水，置於大火上煮，待水煮沸後，將苦瓜、冰糖放入鍋中，改用小火繼續煮至米開花時即可。

功效〉 李時珍在《本草綱目》裡謂苦瓜具有「除邪熱、解勞乏、清心明目、益氣壯陽」之效。據現代研究發現，苦瓜有一定的抗病毒能力和防癌抗癌的功效。本款食療方對於口腔癌、鼻咽癌以及腦瘤放療後出現熱盛津傷者，皆可食用。

瓜蔞根粥

原料〉 瓜蔞根 20 克，白米 100 克。

做法〉 將瓜蔞根磨成粉，白米洗淨煮粥，粥將好時，加入瓜蔞根粉，再煮至熟，調味即可食用。

功效〉 瓜蔞根可清熱除煩止渴，本款粥對於口腔癌手術、放療後口腔疼痛，進食困難者，不妨常食。

蓮子蘿蔔粥

原料〉 蓮子 20 克，白蘿蔔 100 克，白米 100 克。

做法〉 蓮子泡軟，白蘿蔔洗淨切碎，二者一同與白米煮粥食用。內熱重時，亦可用蓮子心泡茶飲用。

建議菜餚

百合拌萵筍

原料〉 百合 50 克，萵筍 100 克。

做法〉 萵筍切成細條狀與百合拌勻，加入少量香油、鹽和味精調味即可食用。

功效〉 百合滋陰潤燥生津，萵筍提取物對癌細胞有很高的抑制率，可用來防癌抗癌。其他常見吃法，如萵筍燙干絲等。

絲瓜炒蛋

原料〉 絲瓜 200 克，雞蛋 2 個。

做法〉 絲瓜切成小塊，雞蛋在碗中打散。鍋內放油，放入絲瓜煸炒，加入雞蛋同炒至熟，加入調味料即可。還可做成絲瓜湯、絲瓜豆腐湯等。

苦瓜小排湯

原料〉 苦瓜 100 克，小排骨 250 克。

做法〉 將苦瓜洗淨去瓤，切成小塊備用。小排骨汆燙去浮沫。鍋內加油燒熱，小排骨放入煸炒，加入苦瓜和適量水共燉，湯成加鹽和味精調味即可。除此之外，還可做苦瓜肉片，涼拌苦瓜等食用。

建議茶點

百合生津飲

原料〉 白木耳、百合各 100 克，雪梨 1 個。

做法〉 將白木耳撕成小碎塊；雪梨去核，切塊，同放砂鍋中煮 30 分鐘，放入百合再煮 10 分鐘即可。

功效〉 白木耳有滋陰潤肺、生津補虛的作用，此飲品尤其適合於口腔癌和鼻咽癌放療後出現體質羸弱、陰傷咽燥者食用。

白木耳瘦肉粥

原料〉 白木耳 10 克（溫泡浸軟），瘦肉 50 克，白米 100 克。

做法〉 瘦肉洗淨切碎，與白木耳和白米，用小火煮粥，調味食粥，每次一小碗。

功效〉 本膳適合於口腔癌因進食受限，營養不良者。

對症食療方

排骨綠豆湯

原料〉 排骨 250 克、綠豆 100 克。

做法〉 排骨洗淨切成塊，加適量水，煮開後去浮沫，加綠豆用大火煮沸後，以小火煮約 20 分鐘，加少許鹽調味即可食用。

功效〉 每日 1 劑，適用口腔癌放療後口乾、內熱、口腔潰瘍患者。

西瓜翠衣茶

做法〉 西瓜翠衣（西瓜表皮）250 克。

做法〉 絞汁，去渣取汁飲用，每日 1 劑。

功效〉 本膳可用於口腔癌口腔內熱患者。口腔潰瘍者，也可用柿霜，適量塗患處，一日 3 次。

決明子水

做法〉 決明子適量煎湯，冷卻後放入冰箱。

功效〉 常飲冰決明子水，適合於口腔、咽喉部手術後或放療後乾燥熱痛者。

醋茄子

做法〉 茄子切成條狀蒸熟，用醋醃 4 小時，取出食用。

功效〉 適合於口腔咽喉部疼痛燥熱者。

甲狀腺癌 Thyroid cancer

甲狀腺癌是最常見的甲狀腺惡性腫瘤。現代醫學認為，甲狀腺癌的發生，與低碘飲食、碘過量、放射線照射、性激素以及精神情緒等因素都有一定的關係。

本病屬中醫「癭瘤」範疇，中醫認為，海產品類既可軟堅散結，又富含碘，因此對於內陸地區，因缺乏碘引起本病的患者而言，海產品是食療佳品；而沿海地區海鮮攝入較多者，要用無碘鹽，並少吃海帶、紫菜這類含碘豐富的食物。

建議主食

芋頭飯

原料〉 瘦肉 50 克，芋頭 20 克，蒜頭 1 個，食用油、鹽等調味料適量。

做法〉 豬肉洗淨，剁成碎肉，蒜頭拍扁切碎，芋頭切成方塊粒。鍋裡放少許油，把蒜頭、芋頭和碎肉放進去炒熟，然後加鹽、醬油等調味。米飯煮開後，把炒好的芋頭鏟進米飯裡，拌勻燒煮即可。

功效〉 芋頭可軟堅散結，消腫塊，除了甲狀腺癌患者以外，乳癌、惡性淋巴瘤等患者也可作為主食常食。

淡菜菜飯

原料〉 淡菜50克，白米200克，青菜200克，油、鹽調味品適量。

做法〉 淡菜用溫水泡，燒開後去心切碎，青菜洗淨切碎。油鍋中加入白米、淡菜、青菜和水一起煮成飯。

功效〉 本膳適合於缺碘性甲狀腺癌患者。

建議菜餚

紫菜消癭湯

原料〉 紫菜少許，豆腐200克，瘦肉100克。

做法〉 豆腐切成小方塊，瘦肉切成絲，鍋中加油燒熱，放入肉絲、豆腐和水煮約20分鐘，再加入紫菜燒煮片刻，加入鹽調味即可。

功效〉 本膳適合於缺碘性甲狀腺癌患者。

涼拌海蜇皮

做法〉 海蜇皮洗淨，切成細條，用醬油、醋和麻油等調味。

功效〉 缺碘性甲狀腺癌患者及手術後均可常食。

黃耆咕嚕肉

原料〉 黃耆 20 克，瘦肉 100 克，青椒、蔥等調料適量。

做法〉 黃耆煎取汁備用，豬肉切成塊，用鹽和黃耆汁醃製，以麵粉和蛋清掛糊，用熱油炸至熟。油鍋中放青椒、蒜泥和蔥爆香後加糖、醋和太白粉勾芡，加入肉塊，炒勻即可。

功效〉 黃耆補氣，提高免疫力，並可抗癌，本品對於癌症患者見體虛乏力、營養欠佳者，均可食用。

建議茶點

菱角豆糊

做法〉 菱角和綠豆適量，加水煮熟即可。

功效〉 菱角可消腫塊抗癌。對食道癌、乳癌等有內熱者亦可食用。

紅棗蓮子粥

原料〉 白米 200 克，紅棗 8 枚，蓮子 50 克。

做法〉 紅棗洗淨去核；蓮子、白米洗淨；將紅棗、蓮子、白米放入砂鍋中，加水煮成粥食用。

功效〉 本品營養豐富，可做點心常食。

對症食療方

黑豆海參老鴨湯

做法〉 黑豆 50 克，海參 1 條，老鴨 1 隻，共煮湯食。

功效〉 用於甲狀腺癌煩躁心悸、消瘦虛弱者。

海蜇皮羹

做法〉 鮮湯放入海蜇皮、黑木耳、香菇、蝦仁，共煮成羹食用。

功效〉 適用於缺碘引起的甲狀腺癌患者。

五味抗癌飲

做法〉天花粉、玉米鬚、蘆根、馬蹄、百合各適量，煮沸後代茶，常飲之。

功效〉適合於各類甲狀腺癌。

肺癌 Lung cancer

從全世界範圍來看，肺癌是目前發病率最高的癌症。2012 年全球新增肺癌病例 180 萬，死亡人數約 159 萬。根據衛生福利部癌症死亡人數統計，台灣 2014 年肺癌患者死亡人數為 9,167 人，十大癌症死亡率近年均排名第 1 位（死亡率為每十萬人口 39.2 人）。

肺癌患者經過手術、放療、化療後，肺功能減弱，會常感呼吸困難、乾咳、痰中帶血或咳泡沫痰等，故宜多食化痰止咳之品，如枇杷、水梨、蓮子、百合、蘿蔔、白果、松子和金橘餅等；放療後，津液大傷，因此本病患者宜多吃清熱潤肺生津之品，如蓮藕、百合、白木耳、蓮子、野菊、茼蒿、冬瓜、蘆根、魚腥草、水梨等食物；多食富含維生素 C 的食物，如刺梨、南瓜、番茄、芒果和大棗等，同時注意戒菸酒、辛辣食物和高脂肪高蛋白食物，保持大便通暢，並防止感冒。

建議主食

黃耆粥

原料〉黃耆 20 克，白米 100 克。

做法〉黃耆放入適量的水中，熬煮後去渣取汁，汁液中放入白米和適量的水，同煮成粥，依個人口味加調味品調味食用。

功效〉 本款粥可益氣固表、增強體質，對於肺癌體質虛弱、衛表不固，易患感冒者尤其適宜。

蘆根百合飯

原料〉 新鮮蘆根 100 克，百合 20 克，白米 200 克。

做法〉 將新鮮蘆根切成段，放入鍋中，加入清水熬取汁液。白米洗淨入鍋中，加入蘆根汁、百合和清水，煮成飯即可。

功效〉 百合養陰潤肺；蘆根入肺經，是歷史上治肺熱咳嗽，肺癰吐膿等的主要藥物，唐代藥王孫思邈其治療咳喘濃痰的名方「千金葦莖湯」中，葦莖是主藥（現在多用蘆根代替葦莖）。故本品是肺癌患者較為適宜的一款主食。

建議菜餚

魚腥草拌萵筍

原料〉 魚腥草 30 克，萵筍 100 克，蒜、蔥、薑、食鹽等調料適量。

做法〉 魚腥草洗淨切段，用沸水氽燙後撈出，加食鹽攪拌醃漬待用。萵筍切成絲，用鹽醃漬瀝水待用。將萵筍絲、魚腥草放在盤內，加入醬油、味精、醋、蔥花、薑末、蒜末攪拌均勻，淋上香油即成（也可根據個人口味喜好和地域不同做相應調整）。

功效〉 魚腥草性寒涼，能清熱解毒、利尿除濕、健胃消食。現代臨床報導，魚腥草有一定的抗癌作用，可用於治療肺癌、癌性肺積水、胃癌、惡性葡萄胎、直腸癌等。本品對於肺癌見肺熱咳嗽，痰多黏稠者有較好的療效。

蘿蔔絲涼拌海蜇皮

原料〉 海蜇皮 50 克，白蘿蔔 100 克，醬油、鹽、味精和麻油適量。

做法〉 將泡發好的海蜇皮切成絲，用開水稍燙，撈出放進涼水中；蘿蔔洗淨切成絲，鹽稍醃一下出水，與海蜇絲一起放盤中，加入醬油、鹽和麻油等調味料拌勻即可。

功效〉 本品清熱軟堅化痰，對於肺癌見咳嗽痰多以及胃癌見腹脹、消化不良者，皆可常食。

雪裡紅炒冬筍

做法〉 雪裡紅與冬筍各適量。上述食材炒後做菜餚食用。

功效〉 雪裡紅開胃化痰，冬筍化痰兼補益，肺癌患者可常食，也是一道美味的下飯菜。

杏仁百合炒

做法〉 百合 30 克，杏仁、黑木耳各 10 克。上述食材同炒食用。

功效〉 黑木耳為抗癌佳品；百合養陰潤肺；杏仁可潤肺止咳，抗腫瘤。本品對肺癌痰多或痰中泡沫黏液較多者更為適宜。

建議茶點

百合化痰湯

原料〉 新鮮百合 50 克，紅棗 10 個，水梨 1 個，冰糖適量。

做法〉 將紅棗放入鍋中，加適量水，煮至軟透時放入水梨塊，待水梨塊煮至變軟，放入百合，可酌量加冰糖調味。

功效〉 本品可滋陰潤肺、止咳祛痰，作為三餐外點心；既可補充能量，又可潤肺化痰止咳。

藕節止血粥

原料〉 蓮子、藕節各 20 克，海參 1 條，白米 100 克，冰糖適量。

做法〉 蓮子泡軟，海參洗淨切成絲，將蓮子、藕節和海參與白米一起煮成粥，粥將成時，加入少許冰糖即可食用，每次 1 小碗。

功效〉 本品對於肺癌咯血者較為適宜。

新鮮蘆根（茅根汁）

功效〉 對於肺癌（也包括鼻咽癌、食道癌等）患者，秋冬季（或者比較乾燥的季節），何裕民教授常常推薦給患者一個簡便管用的方法：天天飲用新鮮蘆根、茅根熬的汁，當茶喝。白茅根，本即有涼血止血、清熱生津、利尿通淋等功效，清解肺熱喘咳尤為良效；蘆根清熱化痰，尤其適用於肺部疾患。

對症食療方

秋梨白藕汁

原料〉 鴨梨和蓮藕各 200 克。

做法〉 鴨梨洗淨去皮和核，藕去節，將二者切碎絞汁後飲用。

功效〉 本品可清熱潤肺生津，可用於肺癌見乾咳無痰或少痰及皮膚乾燥者，也適合於肺癌患者作為秋季調理飲用。

補肺烏骨雞

原料〉 烏骨雞 1 隻，白果 10 個，杏仁 6 克，核桃肉 5 個，橘皮 6 克。

做法〉 將烏骨雞去毛，洗淨內臟後切成塊，加入白果、杏仁、核桃肉、橘皮和蔥、薑、蒜、食鹽等調料蒸熟即可食用。

功效〉 本品可補肺化痰，增強體質，用於肺癌咳嗽者，可以當菜餚食用。也可用豬肚和百合燉食，可補肺氣，養陰生津。

魚腥草清肺飲

做法〉 無花果 50 克（乾品）、魚腥草 20 克，瘦肉 100 克。三味一起煮湯食用。

功效〉 可用於肺癌咳嗽痰多伴熱結便祕者。

蘆根清肺汁

做法〉 鮮白茅根，鮮白蘆根、百合、馬蹄各適量。煮汁代茶飲，還可飲用綠豆湯、冬瓜湯、百合白木耳湯、牛肺粥等。

乳癌 Breast cancer

根據世界衛生組織國際癌症研究機構公布的全球癌症數據顯示，與 2008 年數據相比，2012 年全球乳癌發病率增長 20% 以上，乳癌死亡率增長 14%。乳癌為台灣婦女發生率第 1 位之癌症。根據衛生福利部癌症死亡人數統計，台灣 2014 年乳癌患者死亡人數為 2,071 人，發生高峰在 45 ～ 69 歲間，約每十萬名婦女 178 ～ 188 人，每年有逾萬位婦女罹患乳癌，近 2,000 名婦女死於乳癌，相當於每天有 28 位婦女被診斷罹患乳癌、5 位婦女因乳癌而失去寶貴性命。[7]

乳癌儼然已成為女性最致命的「健康殺手」，女性之所以容易患乳癌，與長期工作壓力大、生活不規律、晚婚晚育、內分泌紊亂以及缺少鍛煉等有關，特別是與高蛋白高脂肪飲食和肥胖關係密切。在乳癌患者的飲食中，忌高蛋白食物，如甲魚和螃蟹

7　衛生福利部國民健康署，〈乳癌發生高峰約在 45 至 69 歲，早發現、早治療，存活率 9 成以上〉，2015 年 2 月 6 日。

等；忌服雌激素類補品，如蜂皇漿、蜂乳和雪蛤等，可適當食用海魚類、豆類以及薺菜、大蒜、香菇、洋蔥、番茄、南瓜等富含硒的食物。芋頭、菱角等消結塊抗癌之品也可常食。

建議主食

麥麩防癌餅

原料〉 小麥麩 50 克，麵粉 100 克，薏仁粉 50 克，食鹽適量。

做法〉 小麥麩、麵粉和薏仁粉放入盆內，加鹽和水和麵作餅食用。

功效〉 小麥麩含豐富的膳食纖維，可防治便祕，還有助於防治乳癌、大腸癌和直腸癌等癌腫。本膳食也可作為女性預防乳癌之品食用。

香菇菜包

原料〉 麵粉 50 克，香菇 50 克，大白菜 200 克，蝦米 20 克，調料適量。

做法〉 香菇和大白菜洗淨切碎，蝦米切成末，一起加入板油內，加上麻油、鹽、薑末和味精拌勻成餡。麵粉發酵和成麵團，摘成小塊，包入香菇大白菜餡，上籠蒸熟即可。

功效〉 本品深受大眾喜愛，是居家常食的點心和主食，操作和購買很方便。香菇對癌細胞有強烈的抑制作用，抗癌作用顯著，女性多食本品還具有延緩衰老、防癌的作用。

碎肉青菜粥

原料〉 豬碎肉 30 克，青菜 200 克，白米 100 克。

做法〉 青菜切成碎末。豬碎肉與白米一起煮至七分熟時，加入青菜末煮至粥熟，加入少許鹽調味即可食用，每次一小碗。

建議菜餚

芋頭蘑菇燉排骨

原料〉 蘑菇 20 克，芋頭 200 克，小排骨 250 克。

做法〉 芋頭和蘑菇切成小塊；小排骨用開水汆燙去血水和浮沫；鍋中放油，油熱後放排骨煸炒，加入芋頭和蘑菇，加入適量水，小火煮爛，加鹽、味精調味。

功效〉 芋頭有抗癌抑癌作用。乳癌、甲狀腺癌、惡性淋巴癌患者在術後放療與化療時，多吃芋頭，能發揮輔助治療作用。

蔬炒三絲

原料〉 香菇 100 克，青椒 2 個，胡蘿蔔 1 根，植物油、白糖、黃酒、味精、鹽、澱粉、麻油適量。

做法〉 香菇水發洗淨，擠乾水分，切成細條，胡蘿蔔、青椒洗淨切絲。起油鍋，將三絲入鍋煸炒後，加鮮湯、鹽，待湯燒開後加味精，用太白粉勾芡，淋上麻油，盛入盤內即可。

功效〉 本品清爽可口，乳癌伴肥胖者，不妨多食。

玉米橘核羹

原料〉 玉米 100 克，橘核 10 克，絲瓜 50 克，雞蛋 1 個。

做法〉 玉米粒煮爛；橘核研成粉；絲瓜煮水；在絲瓜水中加入玉米和橘核粉再煮，加入打勻的雞蛋，加入稍許鹽即可。

功效〉 本品疏經通絡，消癌腫，乳癌患者，特別是見肝氣不舒，情緒不暢者最適宜。

建議茶點

百合消鬱飲

原料〉 南瓜、百合各適量。

做法〉 南瓜洗淨切成小丁，與百合一起煮湯食用，本膳可養陰清熱、清心安神。

功效〉 乳癌憂思抑鬱，睡眠不佳者，不妨常食。

菱角粥

做法〉 菱角去外殼，切成碎粒，與白米同煮粥食，平時也可常食菱角。

對症食療方

馬蘭頭汁

做法〉 對於乳癌局部紅腫者，可用馬蘭頭適量，鹽和醋各少許，搗爛敷患處；或者金針菜、醋各適量，搗爛敷患處。

芋頭消瘤羹

原料〉 紫菜 10 克、香菇 20 克、芋頭 250 克。

做法〉 香菇用水泡開，切成細末；紫菜撕成碎片；鍋中放油，油熱後放香菇煸炒盛起，芋頭切成小塊，放鍋中小火煮爛，加鹽、味精、太白粉起羹，最後放入香菇、紫菜，當點心食用。

功效〉 本品可散結消腫，提高人體免疫力。

通絡飲

做法〉 絲瓜適量煮水，代茶常飲。

功效〉 適合於乳癌胸脅痛、口乾者。

甜橙酒汁

做法〉 甜橙去皮、核，絞汁，加黃酒一小匙，溫開水適量。

功效〉 可抗炎止痛，適合於乳癌有硬結紅腫、疼痛者。

食道癌 Esophagus cancer

食道癌是常見的消化道腫瘤。據衛生福利部癌症死亡人數統計，台灣 2014 年食道癌患者死亡人數為 1,792 人，十大癌症死亡率排名第 9 位。現代研究認為，本病與菸酒過量、霉變食物、醃製食物以及飲料等攝入過多有關。

本病患者往往進食受限，營養缺乏，因此宜補充營養，飯菜宜煮得爛些，細嚼慢嚥，宜流質和半流質飲食以及各種蔬果，能有效促進疾病的康復。宜多食豆漿、鮮蘿蔔汁、生薑汁等，少食多餐，加食點心和果汁類食物。忌菸酒和辛辣調味品。

建議主食

生薑桂圓粥

原料〉 生薑 10 克，桂圓肉 15 克，白米 100 克，紅糖適量。

做法〉 砂鍋裡加清水、白米，先用旺火煮沸，再改用小火煮至粥將成時，加入生薑、桂圓肉煮沸，用紅糖調味即可食用。

糯薯粉

用法〉 糯米粉、山藥粉等量煮熟，加入適量白糖拌勻，再加入少許胡椒粉。可以當主食吃，也可用於食道癌吞嚥不暢者。

建議菜餚

流質飲

原料〉 適量饅頭，雞蛋，蓮子，紅棗，雞肉、瘦肉、魚肉、蝦和蔬菜等。

做法〉 上述食材先洗淨、去骨、去皮、去刺、切成小塊煮熟。饅頭除去外皮；雞蛋煮熟去殼分成塊；蓮子先煮爛；紅棗煮熟去皮去核；將所需食物經過加工、煮熟後混合，加適量水一起搗碎攪勻，待全部呈無顆粒糊狀再加少量鹽、植物油邊煮邊攪拌，待煮沸後 3 ～ 5 分鐘即可食用。

功效〉 食道癌進食困難，出現營養不良者。

山藥魚片

原料〉 青魚 100 克，山藥 200 克，蔥、味精、香油等適量。

做法〉 魚肉洗淨，除去魚皮及骨刺，切成片；把魚肉片加入黃酒與麵粉，拌勻備用；山藥削去皮，洗淨，切片；炒鍋加入油燒熱，加入蔥段、薑片煸香後，倒入魚片和山藥片翻炒，加入鹽、味精，炒至魚片及山藥片熟，用太白粉勾芡，淋上麻油，略翻炒即成。

功效〉 本品健脾益氣，營養豐富，對於食道癌營養缺乏者，不失為一道美味的菜譜。

木耳三鮮湯

原料〉 冬瓜 100 克，水發木耳 50 克，蝦米適量，雞蛋 1 個，食鹽等調味料適量。

做法〉 冬瓜去皮洗淨切片，雞蛋打勻攤成蛋皮切寬片備用。鍋內加鮮湯上火燒開，下蝦米、木耳煮沸 5 分鐘，再將冬瓜片放入，開鍋後撒入食鹽、澱粉，起鍋前倒入蛋皮，淋上麻油即成。

功效〉 滋補強身，對食道癌進食減少，氣血不足者可多食用。

建議茶點

燕麥片粥

做法〉 燕麥片適量，攪入沸水中，攪勻後煮沸 5 分鐘即可食用。

功效〉 本品可作為三餐之間的點心食用，對於諸多腫瘤患者睡前有飢餓感時，也可作為加餐食用。

紫菜瘦肉羹

原料〉 紫菜 20 克，瘦肉 100 克，鹽、味精和香油少許。

做法〉 鍋中加油，放入瘦肉煸炒，加入紫菜，加水煮湯，加鹽和味精調味即可。

功效〉 本品清熱化痰軟堅，可作為食道癌的輔助膳食。

核桃殼茶

原料〉 核桃殼 50 克，冰糖 10 克。

做法〉 二者加適量水同煎，代茶飲。

功效〉 本方可緩解食道癌吞嚥困難症狀，對於咽喉炎及口腔潰瘍者亦有一定的作用。

對症食療方

參乳五汁膏

做法〉 黨參 20 克，牛奶 200 毫升，鮮蘆根 60 克，龍眼肉 30 克，甘蔗和水梨各 50 克，生薑 10 克。上述幾味一起製膏食用。

功效〉 適合於食道癌吞嚥梗阻、形體消瘦者。

菊花蛋湯

做法〉 雞蛋 1 個、菊花 5 克、藕汁適量、陳醋少許。雞蛋液與菊花、藕汁、陳醋調勻後，隔水蒸熟即可，每日 1 次。

功效〉 適用於食道癌咳嗽加重、嘔吐明顯者。

烏雞勻漿糊

原料〉 枸杞 20 克，烏骨雞 100 克，調料適量。

做法〉 將烏骨雞煮熟後去皮和骨頭，枸杞與烏骨雞肉加調料後煮爛，然後打成勻漿或加適量澱粉（米湯），成薄糊狀，煮沸即成。

功效〉 每日多次服用。可補虛強身，適用於食道癌體質虛弱者。

蔗薑汁

做法〉 甘蔗汁和生薑汁按照 7：1 比例配合常飲。

功效〉 可緩解食道癌吞嚥不暢症狀。也可用菱角磨成粉，加溫水調服。

胃癌 Gastric cancer

根據衛生福利部癌症死亡人數統計，台灣 2014 年胃癌患者死亡人數為 2,350 人，十大癌症死亡率排名第 7 名。現代研究認為胃癌的發生與過量的菸酒、高鹽飲食、醃製食物以及不良習慣等關係密切。

在飲食中，要多吃新鮮的水果、蔬菜，特別是綠、黃色等有色蔬菜；飲食清淡少鹽，忌乾硬、發霉和醃製的食物；多增加抗氧化維生素，如維生素 A、維生素 E 等含量豐富的蔬果的攝取。有出血者，可多食藕節、金針菜、烏梅和槐花等食物。

建議主食

橘皮健胃粥

原料〉 白米 100 克、乾橘皮和薏仁各 10 克，冰糖少許。

做法〉 將乾橘皮洗淨研成細末。鍋中放入冷水。白米和薏仁，大火煮沸後改用小火熬煮，至粥將成時，加入橘皮末和冰糖，再略煮片刻，即可食用。

功效〉 薏仁可抑制消化道腫瘤，本品尤其適宜於胃癌見脘腹脹滿、嘔吐、消化功能弱者。

柿餅飯

做法〉 飯煮將熟時，將 2 個柿餅切成小塊，放在飯上，蒸至飯熟，以柿餅拌飯食用。

功效〉 適合於胃癌術後康復期。本品對於食道癌患者，常食也有一定的治療作用。

白朮香酥餅

原料〉 白朮 10 克，薏仁粉 50 克，雞蛋 2 顆，麵粉 300 克，調料適量。

做法〉 白朮水蒸軟後切成碎末；雞蛋打至起泡沫，用鹽、白糖適量拌和，再與白朮末、薏仁粉及麵粉揉和，捏成油酥麵團。將麵團攤成薄餅，放在油鍋內煎烤 15 分鐘左右，表面成為金黃即成。

功效〉 白朮健脾益氣，燥濕利水，止汗，可用於脾虛食少，腹脹泄瀉，水腫等症。本品香酥誘人，也可作為消化系統腫瘤見食慾不振，胃口不佳患者的日常點心食用，效果亦佳。

建議菜餚

青椒拌豆腐

原料〉 豆腐1塊，青椒2個，香菜少許，香油、鹽、味精各適量。

做法〉 豆腐用開水燙透，撈出切成小丁。青椒用開水汆燙一下，切碎，香菜切末。將豆腐、青椒、香菜及香油、鹽、味精等攪拌均勻，盛入盤內即可。

功效〉 本品對胃口不開，食慾不振者尤其適合。

紫菜蘿蔔湯

原料〉 紫菜和鮮橘皮各少許，白蘿蔔 250 克。

做法〉 白蘿蔔切片，橘皮切絲，二者同煮20分鐘，加紫菜調味食用。

功效〉 本品理氣調中，軟堅散結，對於胃癌和胰臟癌出現腹脹，食慾不振者有輔助治療作用。

糖醋白帶魚

原料〉 白帶魚250克，蔥、薑、蒜等調味料少許。

做法〉 將白帶魚剁成5公分左右的段，用鹽略醃。鍋中放油燒熱，下白帶魚段炸熟，兩面呈金黃色時出鍋，瀝乾油待用。鍋中留底油，下蔥絲、薑絲、蒜片煸炒，放入炸好的白帶魚，烹入紹酒、醋、醬油，加少許湯，放糖，入味後淋花椒油，炒勻即成。

功效〉 白帶魚鱗含有一種天然抗癌劑，對胃癌、白血病、淋巴腫瘤均有防治作用。

建議茶點

芡薏羹

做法〉 薏仁、芡米和蓮子各100克，共煮成羹。

功效〉 芡米不但能健脾益胃，又能補充營養素。日常生活中，也可常食薏仁芡米粥、芡米白木耳羹、蓮子芡米粥等。

菱殼粥

做法〉 老菱殼適量煮汁，取其汁煮粥，常食。

功效〉 適用於胃癌不適合手術者。

薑糖水

功效〉 生薑與紅糖煮水喝，生薑有一定的抗癌止嘔作用，本品暖胃效果也很好。患者如果覺得時有噁心、嘔吐，也可早晨嚼點生薑，有一定的作用。

對症食療方

蓮子淮山粥

做法〉 蓮子 20 克、懷山藥 50 克，白米 100 克，冰糖適量，一起煮粥食用。

功效〉 適合於胃癌晚期不思飲食者。

白菜汁

做法〉 將 250 克小大白菜洗淨剁碎，以少量食鹽醃 10 分鐘，絞取汁液，加適量白糖，空腹飲用。

功效〉 有健脾和胃止血之功，對於胃癌見有出血者尤為適宜。

消脹粥

原料〉 生薏仁 100 克、炒山楂 30 克、穀麥芽（炒焦）50 克、萊菔子 50 克。

做法〉 上述幾味置砂鍋中，加適量水煎湯飲用。

功效〉 用於胃癌或消化道腫瘤患者見腹脹、納呆、便艱者。

馬鈴薯汁

做法〉 馬鈴薯 250 克，加開水搗爛攪汁，一日 2 次。或者用鮮高麗菜汁加大白菜汁和少許蜂蜜。

功效〉 對於胃癌有出血者有一定的止血、止痛作用。

胰臟癌 Pancreatic cancer

胰臟癌是惡性程度很高的消化道腫瘤，占常見惡性腫瘤的1%～2%。其發病率有明顯的地區差異，在發達國家和工業化程度較高的國家，其發病率較高，而非洲和亞洲國家的發病率則相對較低。根據衛生福利部癌症死亡人數統計，台灣2014年胰臟癌患者死亡人數為1,890人，十大癌症死亡率排名第8名。

本病膳食忌用油炸、煎、烤的烹調方式，主要採用以清蒸、清燉等以水為介質的烹調；忌肥甘油膩食物，病情恢復期，可適當食用瘦肉、鴨肉等食物。

建議主食

甘藍蕎麥麵

原料〉 甘藍、蕎麥粉各100克，肉湯、鹽、味精等適量。

做法〉 甘藍切細絲，炒熟後加肉湯、鹽、味精再煮沸，置碗中；蕎麥粉用開水燙，和成麵團，用刀削成薄條入沸水鍋，熟後撈起置入碗中即成。

功效〉 甘藍有顯著的抗癌作用，蕎麥粉含豐富的膳食纖維。本款膳食對於胰臟癌、胃癌等消化道腫瘤以及婦科腫瘤患者均可食用。

山藥薏仁飯

原料〉 山藥、薏仁各100克，雞內金10克，白米500克。

做法〉 山藥洗淨切片；薏仁洗淨後在水中先浸泡；雞內金烘乾磨成粉；白米洗淨後放入鍋內，加入山藥片、薏仁和雞內金粉，再加入適量水，煮成飯即可。

功效〉 山藥可健脾益氣和胃；薏仁健脾祛濕；雞內金可用於食積

停滯、腹部脹滿等症。合而用之，具有健脾和胃消食的作用，可用於胰臟癌及其他消化道癌腫見脾胃虛弱、食後腹脹等症。

藕粉糯棗粥

原料〉 糯米 50 克，白米 100 克，大棗 6 枚，藕粉適量。

做法〉 糯米、白米和大棗一起煮粥，粥將成時，調入藕粉再煮熟即可食用。

功效〉 本品香軟適宜，尤其適合於胰臟癌患者營養缺乏者。

建議菜餚

蒜泥茄子

原料〉 茄子 2 個，蒜泥、醬油、香菜末、香油、白糖、醋、雞精各少許。

做法〉 茄子洗淨切條狀，入油鍋炸至熟透，撈出瀝乾排盤，加入蒜末和調味料澆在茄子上拌勻即可。

功效〉 茄子含有龍葵素，能抑制消化道腫瘤細胞的增殖。大蒜是抗癌消脂佳品。本品對於其他消化道腫瘤患者也極適合。

補虛退黃湯

原料〉 金針菜、黑木耳各 50 克，瘦肉 100 克。

做法〉 金針菜洗淨切段；黑木耳泡發後切成細絲；瘦肉切碎；三者煮湯食用。

功效〉 可寬胸膈退黃，對於胰臟癌消瘦乏力伴黃疸者可常食。

陳皮鯽魚湯

原料〉 鯽魚 250 克，陳皮 10 克，胡椒、生薑、鹽等調料少許。

做法〉 生薑洗淨切成片；陳皮切成絲；用藥材袋（滷包袋）裝生

薑、陳皮絲和胡椒一起放入鯽魚肚內紮好，加適量清水，用小火燉熟，加入鹽調味即可食用。

功效〉 本品理氣健脾，散寒止痛，對於胰臟癌腹部疼痛，消化不良，脾胃虛寒者尤其適宜。

建議茶點

山楂橘皮飲

原料〉 山楂肉 15 克，橘皮 10 克，生薑 10 克，大棗 4 枚。

做法〉 將以上材料放入砂鍋，加適量水，煮熟後取汁飲用。

山藥健胃粥

原料〉 百合 20 克，陳皮 3 克，鮮山藥、糯米各 100 克。

做法〉 百合和陳皮洗淨；山藥洗淨切成片；入砂鍋；加適量水；小火煮爛後加入糯米煮成粥即成。

功效〉 本品作為點心加餐食用，營養豐富，可以補充胰臟癌患者膳食攝入不足導致的營養缺乏。也可用芡米蓮子山藥粥和茯苓大棗山藥粥等。

對症食療方

消瘤飲

做法〉 海帶做菜餚，或煎湯代茶飲。

功效〉 適合於各類胰臟癌患者。

抑癌粥

做法〉 半邊蓮、半枝蓮各 30 克，煎取汁液，以此汁液煮粥。

功效〉 適合於胰頭癌患者。

山楂茶

做法〉 山楂煎水代茶飲。

功效〉 適合於各類胰臟癌患者。

蘿蔔補血湯

做法〉 胡蘿蔔 100 克、大棗 20 枚，以 1,000 毫升水小火煮至 500 毫升，分早晚 2 次服食。

功效〉 適合胰臟癌治療後體虛貧血者。

膽囊癌 Gallbladder cancer

膽囊癌在膽囊惡性腫瘤中占首位，本病常與膽囊結石共存，結石的慢性刺激是重要的致病因素。本病常見右上腹疼痛、腫塊、黃疸、發熱以及消化不良等症。超重、肥胖，特別是中央型肥胖（Central obesity）是本病的危險因素。

本病在飲食上，要減少脂肪攝入，少食油膩食物，控制體重，忌食膽固醇高的食物，如豬腦、動物內臟、蛋黃、蟹等；少吃含草酸較多的食物，如竹筍、菠菜、草莓和花生等；多飲茶，以利於膽結石的排出；宜常飲野菊湯、薺菜湯和茼蒿湯等。

建議主食

麥芽消食粥

做法〉 山楂和麥芽各適量，水煎取汁，以此液煮粥食用。

功效〉 本品善消膽囊癌食積，幫助消化。也可常嚼山楂果、山楂片等。

蘿蔔飯

做法〉 鮮蘿蔔 500 克洗淨後切成小塊，與白米一起煮成飯。

功效〉 本品化痰止咳，助消化，通利腸腑，對於癌腫消化不良者有輔助治療作用。還可做成糖醋蘿蔔、蘿蔔茶、蘿蔔餅等食用，對於消化道腫瘤患者均有益。

建議菜餚

慈姑肉片

原料〉 慈姑 50 克，瘦肉 100 克。

做法〉 瘦肉切成片，炒將熟時加入慈姑炒至熟。

功效〉 慈姑可防癌抗癌、散熱消結，本品可疏肝和胃，消癌腫，對於膽囊癌見腹脹者可常食。

芝麻拌雙絲

原料〉 胡蘿蔔 100 克，馬鈴薯 150 克，炒芝麻 10 克，蔥適量。

做法〉 胡蘿蔔、馬鈴薯絲並用沸水氽燙熟，撈出濾去水分，將全部材料合在一起，加調料，撒入炒芝麻拌勻即可。

功效〉 本品對於膽囊癌肥胖者尤其適宜。

山藥鴨湯

原料〉 鴨肉、白蘿蔔各 100 克，山藥 50 克，鹽、油和味精適量。

做法〉 白蘿蔔切成小塊，山藥切成片，起油鍋，加入鴨肉煸炒，放入山藥片和蘿蔔，加入適量的水同煮，湯成時加入鹽和味精調味即可。

功效〉 白蘿蔔和山藥均有抗癌作用，鴨肉滋補作用強，適合於膽囊癌及其他消化道腫瘤患者常食。

建議茶點

綠茶銀花飲

做法〉 綠茶加入金銀花，泡茶常飲。

功效〉 適合於膽囊癌見發熱者。

金錢草粥

做法〉 金錢草適量，加水煮湯，以此湯煮粥食用。

功效〉 適合於所有膽囊癌患者。

對症食療方

鬱金薏仁粥

做法〉 鬱金 50 克、薏仁 200 克，煎煮半小時後去渣，用藥液煮粥，一日分 3 次服用。

功效〉 具清熱利濕，加強膽汁排泄的作用，適用於膽囊癌患者。

消食飲

做法〉 生山楂 100 克，煮成汁，加糖飲用。

功效〉 適合於膽囊癌手術後。

二金湯

做法〉 鬱金 15 克、雞內金 10 克，二者一同煎湯服。

功效〉 本品適合於膽囊癌伴有膽結石者。

蜜炙蘿蔔

做法〉 蘿蔔切成條狀，陰乾，放適量蜂蜜，置 1 ～ 2 週後食用。

功效〉 適合於膽囊癌及其他消化道癌腫見腹脹、大便不暢者。

肝癌 Liver cancer

據衛生福利部癌症死亡人數統計，台灣 2014 年肝和肝內膽管癌患者死亡人數為 8,179 人，十大癌症死亡率近五年均排名第 2 名。研究發現，病毒性肝炎、黃麴毒素、長期飲用被污染的水、酗酒、吸菸，及工作壓力過重等都是肝癌的主要發生因素。

中醫認為，本病發生多因情志不舒，肝氣不暢，氣血淤滯，鬱濕化熱，日久形成熱毒積塊而成肝癌。因此，在日常飲食上，注意多食疏肝理氣之品，如枸杞、菊花、茼蒿、陳皮和佛手等，多食蔬果和全穀類食物。對於食積不消者，可用蘿蔔、山楂和麥芽等煎水服。伴有腹水時，應無鹽飲食，並控制進水量，多食利水之品，如玉米鬚、冬瓜皮、葫蘆、紅豆、薏仁、烏魚和鯽魚等。禁菸酒、霉變食物。

建議主食

枸杞菊花粥

原料〉 白菊花 5 克，枸杞 10 克，陳皮 6 克，糯米 100 克。

做法〉 將白菊花切碎，與枸杞、陳皮和糯米一同加水煮製成粥。

功效〉 本款粥可清肝火，消癌腫，肝癌、膽囊癌和腦瘤等患者均可食用。

萊菔子粥

原料〉 萊菔子 20 克，白米和薏仁各 50 克。

做法〉 萊菔子用藥材袋（滷包袋）裝好放入砂鍋內，熬取汁液，汁液與白米和薏仁同煮成粥，分早晚 2 次分服。

功效〉 具健脾消食，順氣除脹的功效，對老年肝癌腹脹有較好的輔助治療作用。

三豆飯

原料〉 白扁豆、紅豆和黑豆各 100 克，白米適量。

做法〉 先將白扁豆、紅豆和黑豆洗淨，加適量水煮至將熟，加入白米煮成飯即可。豆類營養豐富，白扁豆和紅豆可健脾祛濕利水，

功效〉 對肝癌脾虛消化不良、腹水者更適宜。

建議菜餚

冬瓜燒海帶

做法〉 冬瓜、海帶各適量，均切成 1 寸長條，二者一同清炒，加水燒湯食用。

功效〉 本品可消腫利水。

筍乾炒肉

原料〉 蘆筍和豆干各 100 克，瘦肉 50 克，蔥、食用油和鹽適量。

做法〉 把蘆筍洗淨，切絲；豆干洗淨切成丁；蔥洗淨切成段；瘦肉洗淨切絲。起油鍋，放入肉絲，炒熟；起油鍋放蔥段略炒，放入蘆筍、豆干丁炒至將熟，放肉絲，加鹽、味精略炒即可。

功效〉 蘆筍味道鮮美，清爽可口，能增進食慾，幫助消化，且有健脾養胃之功，本品適合於肝癌、胃癌以及膽囊癌見腹脹、消化功能弱者。

紅豆鯽魚湯

原料〉 鯽魚 1 條，紅豆 100 克。

做法〉 鯽魚加工處理乾淨備用；紅豆洗淨放入鍋中；加清水，旺火燒沸後改用小火煮至半熟時，加鯽魚煮至熟爛即成。

功效〉 本方適合於肝癌患者出現黃疸、腹水，及其他癌腫見腹水

徵象者，有很好的利水作用。

建議茶點

紫菜小餛飩

做法〉 小餛飩煮熟後，放入紫菜湯，適當調味即可。

功效〉 紫菜可作為治療肝癌水腫的輔助食品。

桑椹核桃粥

做法〉 桑椹 20 克，核桃肉 4 枚，白米 100 克，三者共煮粥，可做日常點心食用。

功效〉 本款粥尤其適合於肝癌放療、化療後食慾減退以及白血球低下的患者。

橘皮茶

做法〉 橘皮洗淨，吹乾，泡茶飲用。

功效〉 本品適合於肝癌見噁心、嘔吐者。

山楂消食飲

做法〉 麥芽和穀芽各 10 克，山楂 20 克，煎湯服。

功效〉 可助消化，消食積。

對症食療方

黑豆補虛湯

做法〉 泥鰍 100 克、黑豆 50 克，瘦肉 100 克，共煮湯飲用。

功效〉 可用於肝癌口乾納少或伴黃疸、腹水者。

山藥消痛飲

做法〉 懷山藥 50 克、三七 6 克、芡米 50 克、瘦肉 100 克，共煮湯飲用。

功效〉 可用於肝癌體虛、協肋疼痛者。

木耳炒豬肝

原料〉 黑木耳 25 克，豬肝 200 克。

做法〉 先炒熟豬肝（豬肝炒變色，不見血絲），加泡發好的黑木耳大火翻炒至黑木耳亮澤滑透即可，佐餐當菜。

功效〉 本品具有補益肝腎，強體抗癌的功效，適用於肝癌及其他消化道癌症。

消黃止癢水

做法〉 香菜 250 克，加水置大盆中，煮至沸，以香菜水汽熏患者。

功效〉 適合於肝癌黃疸伴瘙癢者。

大腸癌 Colorectal cancer

在經濟發達的國家，如北美、西歐等國家，大腸癌是最為常見的惡性腫瘤之一，年發病率高達（35 ～ 50）／ 10 萬。根據衛生福利部癌症死亡人數統計，台灣 2014 年結腸、直腸和肛門癌患者死亡人數為 5,603 人，十大癌症死亡率近五年均排名第 3 名。高脂肪飲食和活動過少等因素是發病主要誘因。

腸癌患者要控制高蛋白高脂肪的攝入，飲食清淡，少油膩，多吃富含膳食纖維較多的雜糧、薯類和蔬果類。宜進食潤腸通便的食物，如菠菜、竹筍、松子仁、芝麻和木耳菜等。

建議主食

地瓜粥

做法〉 地瓜洗淨，連皮切成小塊，加水與白米同煮稀粥。

功效〉 每日早、晚溫熱服食，有很好的通便效果。

清熱利腸粥

原料〉 馬齒莧 20 克，紅豆、薏仁各 30 克。

做法〉 馬齒莧洗淨、切細；紅豆和薏仁先用溫水浸泡，加水煮至七分熟。先將白米洗淨加清水適量，大火煮沸，加入紅豆和薏仁，小火煮成粥，放入馬齒莧煮熟，調味即可。

功效〉 馬齒莧為藥食兩用植物，有清熱利濕、解毒消腫、消炎利尿作用。本粥可用於腸癌見裡急後重，肛門灼熱，噁心嘔吐者。

五穀飯

做法〉 適量高粱米、紅豆、小米、黑豆、白米混合做成雜糧飯，可常食。

建議菜餚

蘿蔔排骨湯

原料〉 白蘿蔔 500 克左右，小排骨（軟肋）250 克。

做法〉 白蘿蔔切成塊狀，放入水中煮沸，倒掉水。白蘿蔔與小排骨同入鍋，放上料酒、鹽，加水煮熟即可。

功效〉 白蘿蔔可化痰助消化，通腑氣通便，能誘使人體產生干擾素，增加人體免疫力，以抑制癌細胞的生長。

荸薺炒蘑菇

原料〉 鮮蘑菇 50 克，荸薺 100 克，味精、蔥末、薑末、鹽、麻油各適量。

做法〉 荸薺去皮與鮮蘑菇分別切成片，菜油燒熱，爆蒜和薑，下蘑菇片翻炒幾下，加入荸薺片及少許水，炒勻煮沸，調味勾薄芡，淋上麻油。

功效〉 荸薺具有清熱利腸道的功效；蘑菇可清熱和中，防治腫瘤，常食對腸癌有輔助療效。

清炒空心菜

原料〉 空心菜 200 克，食鹽、味精等調味品適量。

做法〉 植物油燒熱後放入空心菜翻炒，將熟時放入食鹽、味精等調料。也可與肉片和大蒜共炒，食用。

功效〉 空心菜清熱解毒，利腸胃，本病患者不妨多選用。

建議茶點

多味蔬果汁

做法〉 蘋果、水梨、柳橙、香蕉、葡萄和菠菜榨汁飲用。

決明子茶飲

做法〉 決明子、綠茶各適量，放入保溫杯中，以沸水沖泡，10 分鐘左右飲用。

功效〉 清肝潤腸止渴，茶有抗癌作用，尤適合於腸癌大便祕結者。

雜豆粥

做法〉 用紅豆、燕麥、芸豆、黑豆和薏仁一起煮粥食。

對症食療方

無花果茶

做法〉 無花果適量，泡茶飲用。

功效〉 適合於腸癌有便血者。

紅豆煲雞

原料〉 紅豆 60 克，母雞一隻（淨重約 500 克）。

做法〉 先將母雞去毛及內臟，洗淨，紅豆納入雞腹中，封牢雞腹，加水適量煲熟，調味服用。

功效〉 本菜餚適合於腸癌見大便困難伴有膿血、肛門下墜、煩熱口渴者。

糖漬木瓜

做法〉 木瓜，切成小塊，用糖漬，常食。

功效〉 適用於腸癌腹瀉、腹痛者。

清蒸茄泥

做法〉 紫茄子 2 個，大蒜泥適量。茄子洗淨切成片，放碟中，加蒜泥、香油和鹽，隔水蒸熟食用。

功效〉 本膳可清熱消腫止痛，用於腸癌的輔助食療，可當菜餚常食。

腎臟癌 Kidney cancer

腎腫瘤大多數為惡性，在成人惡性腫瘤中，腎臟癌占 3%，歐美國家的發病率明顯高於亞洲國家。常於 40 歲以後發生，發病高峰年齡為 50 歲～ 70 歲。

本病宜多吃有清熱利尿作用的食物，如冬瓜、黃瓜、番茄、芹菜、海蜇、海帶、青魚、鯽魚等；多飲綠茶；多食補肝腎之品，如桑椹、栗子、枸杞、核桃仁、黑芝麻、芡米等；要控制高蛋白、高嘌呤食物，如動物內臟、啤酒、海鮮等。

建議主食

枸核大棗粥

原料〉 枸杞 10 克，核桃肉 5 個，大棗 10 枚，白米 100 克。

做法〉 將枸杞、核桃肉、大棗、白米洗淨後同煮成粥食用。

功效〉 核桃可補腎、固精強腰、溫肺定喘、潤腸通便。研究發現，核桃對癌症患者有鎮痛，增加白血球及保護肝臟等作用，腎臟癌和肝癌等患者可常食。

黑豆米粥

原料〉 黑豆、胡蘿蔔各適量，黑米和白米各 100 克。

做法〉 先將黑米用溫水浸泡半天。鍋中加水和洗淨的黑豆煮開，再加入黑米、白米和胡蘿蔔，先用大火煮沸，再用小火熬煮成粥。

功效〉 黑豆可補益脾腎，利水，腎臟癌患者可多選用。

桑椹枸杞飯

原料〉 桑椹、枸杞各 20 克，白米 100 克。

做法〉 桑椹、枸杞、白米加水適量，小火煮燜成米飯。

功效〉 本品滋陰補腎、補腎益精，尤其適合於腎病患者食用。

建議菜餚

板栗棗雞

原料〉 紅棗 10 枚，板栗 100 克，雞 1 隻（約 1,000 克左右），料酒、醬油適量。

做法〉 雞肉切成塊，大火爆炒後加少許料酒和醬油，再加水煮沸後加紅棗、板栗，小火燜熟。

功效〉 本品可脾健胃，補腎強筋。除此之外，還可加工製作栗子燉肉，也有補益作用。

冬筍木耳炒腰花

原料〉 腰子 200 克，水發冬筍、黑木耳及黃瓜適量，調料適量。

做法〉 腰子洗淨切成麥穗形的花刀，冬筍、黃瓜切成菱形，木耳撕碎。鍋中加水燒開，放入腰花、冬筍和木耳，燙熟撈起，控乾水分。把腰花、冬筍、黃瓜、木耳放在盤中，加薑末、鹽等調味料拌勻即可。

功效〉 冬筍味道鮮美，具有抗癌作用；黑木耳補血抗癌；腰子可補腎強腰，本品是腎臟癌患者非常可口而健康的營養菜。

松子仁炒雞蛋

做法〉 松子仁 20 克，雞蛋 1 顆。二者同炒食用。

功效〉 松子仁可補腎益氣、養血潤腸、滑腸通便，對於腎臟癌患者，是一道家常佳餚。

建議茶點

山藥芝麻糊

原料〉 山藥粉 15 克，黑芝麻 100 克，冰糖少許。

做法〉 黑芝麻洗淨後晒乾，入鍋炒香，加山藥粉和清水拌勻，磨成漿，濾出漿汁。鍋中加適量水，放入冰糖，大火煮溶，將漿水倒入鍋內與冰糖攪勻，邊煮邊攪拌成糊，熟後當點心吃。

荷葉茶飲

做法〉 鮮荷葉適量，與綠茶共煮，常飲。

功效〉 適合於腎臟癌血尿、澀痛者。

對症食療方

三味利尿飲

做法〉 玉米鬚、冬瓜皮和紅豆適量，煮湯飲用。

功效〉 本品可清熱利尿消腫。

三子補腎湯

做法〉 菟絲子、桑椹各 30 克，煮湯，以此湯煮枸杞食用。

功效〉 本品對於腎臟癌手術後身體虛弱者，尤為合適。

蠶豆花茶

做法〉 蠶豆花一小撮，泡茶常飲。

功效〉 適合於腎臟癌有血尿者。

膀胱癌 Bladder cancer

膀胱癌是泌尿系統最為常見的惡性腫瘤，該病病因可能與職業、化學物質、吸菸、藥物，及異物長期慢性刺激等因素有關。

日常飲食多飲茶，多食有利尿或止血作用的食物，如紅豆、白茅根、鮮藕節、芥菜、冬瓜、蓮子、柿餅等。本病患者常見尿頻尿急，因此可多食清熱食物，如荸薺、香蕉、竹筍、番茄、苦瓜、綠豆、海帶等，多食藕汁、絲瓜汁、馬蘭頭汁等，有一定的消熱止血作用。

建議主食

薺菜菜飯

原料〉 新鮮薺菜200克，瘦肉100克，白米200克，調味料適量。

做法〉 豬肉洗淨切成丁，入油鍋煸炒後待用。薺菜洗淨切碎，白米洗淨入鍋內，加適量清水，加肉丁、薺菜和鹽，拌勻後煮成飯。

功效〉 薺菜善於止血，可作為膀胱癌血尿的輔助膳食。

茭白筍粥

做法〉 茭白筍煎湯，以此湯煮粥食用。

功效〉 茭白筍肉質細嫩，清濕熱而解毒，膀胱癌手術後見尿痛尿急者，不妨多食。茭白筍亦可做成茭白肉絲、茭白蛋湯等食用。

建議菜餚

蘆筍炒百合

原料〉 百合100克，蘆筍300克，精鹽、味精、料酒等調料適量。

做法〉 鍋熱後放少許油，放入洗淨的百合炒熟，加鹽調味後取出。鍋中再放少許油，油熱後放入切段的蘆筍炒，加鹽調味，蘆筍變色後加入百合同炒即可。

功效〉 蘆筍性涼、苦，可刺激人體免疫功能，提高對癌的抵抗力，有效地控制癌細胞的生長，特別對膀胱癌、肺癌、皮膚癌等有特殊療效。現代藥理研究表明，百合有一定的防癌抗癌功效，配以蘆筍也為清熱利水，防癌抗癌之食療佳品。故本品為一清涼可口的食療菜。對於久咳不癒，高血壓和諸多癌症，均可食用。

冬瓜燒香菇

原料〉 冬瓜 250 克，水發香菇 50 克。

做法〉 將冬瓜切成小方塊，香菇浸泡後切絲。鍋中加油燒熱，倒入冬瓜、香菇，燒數分鐘後，加食鹽、味精等調味，至熟即可。

功效〉 冬瓜清熱利尿，香菇有顯著的抗癌作用，本品對膀胱癌患者尤其適宜。

竹筍鯽魚湯

原料〉 鮮竹筍 100 克，鯽魚 250 克，鹽、味精、食用油等調味料適量。

做法〉 鮮竹筍切成小塊汆燙備用，鯽魚洗淨在油鍋中炸至兩邊偏黃，加入水和竹筍、鹽味精和料酒等，共燒為湯。

功效〉 味道鮮美，對發熱口乾、小便不利的膀胱癌患者亦有清熱利尿作用。

建議茶點

清熱止淋湯

做法〉 綠豆、海帶、芡米適量煮湯，食用時加少許薄荷油。

功效〉 本品適合於膀胱癌小便淋漓者。

竹葉藕羹

做法〉 藕切成小塊。將鮮竹葉、佛手適量煮沸取汁，汁液中加入藕塊煮成羹食用。

功效〉 本品可緩解膀胱癌尿痛尿血。

對症食療方

紅豆內金粥

原料〉 紅豆 50 克，雞內金 15 克研細末。

做法〉 紅豆煮成粥，快熟時加雞內金調勻，每日 2 次，趁熱吃。

功效〉 有解毒通經、利小便等作用，適用於膀胱癌治療後，餘毒未清者。

大麥米粥

原料〉 大麥米 100 克，紅糖少許。

做法〉 先將大麥米加水煮熟，熟時加入紅糖，調勻。

功效〉 可養胃生津，適於膀胱癌治療後脾胃虛弱者。

木耳金針菜湯

原料〉 黑木耳 10 克，金針菜 20 克。

做法〉 黑木耳用水泡軟，金針菜切碎。二者一起煮湯，加鹽調味食用。

功效〉 本品對於膀胱癌尿頻、尿痛者，可常食。

攝護腺癌 Prostate cancer

攝護腺癌是男性生殖系統中最重要的惡性腫瘤。發病率西方人較東方人多，在歐美國家發病率極高，與高脂飲食有很大關係。據衛生福利部癌症死亡人數統計，台灣 2014 年攝護腺癌患者死亡人數為 1,218 人，十大癌症死亡率排名第 6 位。

本病患者飲食上宜多食堅果類、南瓜子以及豆製品。研究證實多吃番茄對攝護腺癌、膀胱癌等有積極作用。還可選擇有清熱利濕作用的食物，如菠菜、芹菜、西瓜、紅豆、綠豆芽、野菊、萵苣、玉米、冬瓜、鯽魚等；忌辛辣和壯陽食物，如羊肉、動物腎、鹿茸等。

建議主食

絲瓜番茄粥

原料〉 絲瓜 100 克，番茄 2 個，白米 100 克，蔥薑末、鹽、味精適量。

做法〉 絲瓜洗淨去皮，切小片；番茄洗淨切小塊備用。白米煮粥至八分熟，放入絲瓜、蔥、薑末、鹽煮至粥熟，放番茄、味精稍燉即成。

薑汁芝麻飯

原料〉 芝麻和松子仁各 20 克，薑汁少許，米飯 100 克。

做法〉 芝麻炒香，放入碗內，加松子仁、薑汁和醬油、植物油各適量拌勻，倒入米飯上即可食用。

建議菜餚

番茄炒蛋

原料〉 番茄 200 克，雞蛋 2 個，精鹽、味精、白糖適量。

做法〉 番茄洗淨切片，雞蛋打入碗內攪勻。油鍋燒熱，先將雞蛋炒熟，盛入碗內；炒鍋燒熱放油，白糖入鍋融化，把番茄倒入鍋內翻炒 2 分鐘後，將雞蛋、鹽入鍋同炒，放少許味精出鍋即可。

功效〉 番茄有抗攝護腺癌作用，番茄蛋湯也是居家常食之品。

芹菜涼拌豆腐

原料〉 芹菜 200 克，豆腐 100 克，鹽、味精等調味料適量。

做法〉 芹菜切成小段，豆腐切成小方丁塊，均用開水汆燙一下，撈出後用涼開水冷卻，控乾水待用。將芹菜和豆腐攪拌，加入食鹽、味精、香油拌攪勻即成。

功效〉 本品可清熱利濕解毒，適合於攝護腺癌以及肝癌患者食用。此外，菠菜對肝氣犯胃的脘腹脹滿有一定的輔助治療作用，如菠菜拌豆干、涼拌菠菜、菠菜蛋湯均較適宜。

山藥木耳肉絲湯

原料〉 山藥 100 克，豬肉絲 50 克，黑木耳少許，香蔥、食鹽、味精、薑汁各適量。

做法〉 山藥切成片，黑木耳撕成小片狀，鍋內放高湯、食鹽燒沸，下山藥片和木耳燒沸，再下豬肉絲燒沸，放味精、蔥花，起鍋即成。本品營養豐富，味道可口。

建議茶點

核桃補腎羹

做法〉 核桃、杏仁和板栗適量，做成羹食用；也可常吃堅果，常嗑南瓜子，對本病有益。

白木耳番茄羹

原料〉 白木耳 50 克，番茄 100 克，冰糖適量。

做法〉 先將白木耳用水泡發、洗淨，然後放入砂鍋中，熬至濃稠、酥軟，再將番茄洗淨去皮、籽，切碎搗爛，放入白木耳羹中煮開，加冰糖適量調味。

對症食療方

車前子茶

做法〉 車前子 30 克煮湯，以此湯代水煮綠茶，常飲。

功效〉 適合於攝護腺癌放療期間飲用。

糖漬白果

做法〉 白果 6 顆，去殼煮湯，加入糖少許，每日食用。

功效〉 用於攝護腺癌術後身體虛弱、夜尿甚多者。

橘絡茶

做法〉 橘葉和橘絡（橘瓤外的白色筋絡）適量，煮沸代茶飲。

功效〉 用於攝護腺癌伴下部脹痛者。

子宮頸癌 Cervical cancer

子宮頸癌是最常見的婦科惡性腫瘤，國際癌症研究機構公布的全球癌症負擔數據顯示，子宮頸癌已成為女性中第 4 常見癌症，僅次於乳癌、大腸癌和肺癌，也是全球女性第 4 大癌症死因，全球每年新增 50 萬例以上子宮頸癌。根據衛生福利部癌症死亡人數統計，台灣 2014 年子宮頸及部位未明示子宮癌患者死亡人數為 640 人，十大癌症死亡率近五年均排名第 10 名。就十大癌症標準化死亡率觀察（與 2004 年資料比較），子宮頸癌下降幅度最大，計降 52.8%，顯示子宮頸抹片早期篩檢的成效。近年來其發病有年輕化的趨勢。吸菸、病毒感染以及雌激素紊亂等因素是其發病主要原因。

本病飲食宜多補充新鮮蔬果，多吃補血食物；低脂肪飲食，忌含雌激素豐富的補品，如胎盤、花粉和蜂皇漿等。氣血不暢，肝氣不舒，腹痛者，宜食陳皮、山楂、桃子、玫瑰花、油菜、慈姑、三七、當歸和香附等。

建議主食

當歸粥

原料〉 當歸 15 克，紅棗 5 枚，白米 100 克。

做法〉 將當歸用溫水浸泡片刻，加水熬濃汁約 100 毫升，去渣取汁，與白米、紅棗共入沙鍋，再加水煮至粥熟，空腹溫熱服食。

功效〉 本品可補血調經、活血止痛。

海參蓋飯

原料〉 水發海參 1 個，白米飯 100 克，蔥、薑、鹽和味精適量。

做法〉 海參洗淨，在肚內用刀劃十字，放入開水中汆燙一下，撈出，控乾水分。油鍋中放入蔥和薑煸炒後，加入海參、醬油和鹽炒熟出鍋時，淋上少許麻油。把熱白米飯裝入盆中，將海參、蔥澆在飯上即可。

功效〉 海參可補腎益精，抗癌，本品可作為多數腫瘤患者日常主食食用。

建議菜餚

大白菜蘿蔔湯

原料〉 大白菜葉 2 片，白蘿蔔、胡蘿蔔、豆腐適量，香菜末少許，鹽、味精各適量。

做法〉 將大白菜、白蘿蔔、胡蘿蔔與香菜洗淨，切成大小相仿的長條，在沸水中汆燙一下撈出待用。鍋置火上，放入適量油燒熱，倒入清湯，把白蘿蔔、胡蘿蔔、豆腐一起放入鍋中，大火煮開後加入大白菜，再次煮開，用鹽、味精調味，最後撒上香菜末盛出即可。

甘藍拌豆干

原料〉 甘藍 250 克，豆干 50 克，香菇適量，蒜、蔥和食油少許。

做法〉 甘藍和香菇洗淨，切絲，豆干切成丁，沸水中汆燙一下，配上蒜泥、蔥花等調料，淋上熟油，拌食。

功效〉 本品有較好的輔助抗癌作用。

海參煮蘆筍

原料〉 海參 50 克，蘆筍 100 克，調味料適量。

做法〉 海參溫水泡開，洗淨切片，蘆筍洗淨切細，一起入鍋翻炒，放入適量水、蔥、薑和蒜，共煮熟食用。

功效〉 本品清火解毒抗癌，對於子宮頸癌放療時發生的直腸反應，有輔助治療作用。

建議茶點

花茶飲

做法〉 玫瑰花、月季花各 3 克，研成碎末；將少許冰糖裝入茶包袋；沸水沖泡飲用。

功效〉 玫瑰花、月季花可理氣、活血、收斂，對於月經不調，跌打損傷、肝氣胃痛，乳房腫痛等症有一定治療作用。本品也可用於女性調節月經、寬胸理氣和預防乳癌和婦科腫瘤之飲品。

水果醬汁

做法〉 蘋果、香蕉、黃瓜、哈密瓜等切成小塊，用沙拉醬拌勻，常食。

對症食療方

木瓜粥

原料〉 木瓜 1 個，白米 100 克。

做法〉 木瓜洗淨，去皮、籽，切成細粒，先將白米熬成粥，再倒入木瓜煮 5 分鐘即可。

功效〉 研究證實，木瓜對人體子宮頸癌細胞有抑制作用，本膳可輔助治療子宮頸癌。

薑醋汁

做法〉 米醋加入少許紅糖和數滴生薑汁，少量飲用。

功效〉 適合於子宮頸癌治療後仍有腹痛，陰道常流液者。

當歸止血湯

做法〉 瘦肉100克，金針菜30克，當歸10克。三者一起燒食。

功效〉 適合於子宮頸癌見乏力、陰道常出血者；對於陰道出血者，也可常食水芹菜，有一定輔助治療作用。

芹菜益母湯

做法〉 芹菜100克，益母草50克，雞蛋2個。上述三味加適量水同煮湯，加油和鹽調味食用。

功效〉 本品可補血調經，適合於子宮頸癌康復期食用。

子宮內膜癌 Endometrial cancer

子宮內膜癌是婦科常見的惡性腫瘤，高發年齡為58歲～61歲。有研究認為，高血壓、糖尿病、肥胖、未孕、晚絕經、外源性雌激素的應用、家族有婦女患子宮內膜癌、卵巢癌、乳癌或高脂肪飲食者等均易患本病。

本病患者應積極治療高血壓和糖尿病，控制體重，低膽固醇、低脂肪飲食，忌服用各種外源性含雌激素豐富的食物。對於陰道排液較多者，宜食山藥、芡米、扁豆、蓮子、白果、薏仁、黑木耳、豇豆、淡菜和芹菜等。對於帶下黃，內熱重者，可用野菊蛋湯等。

建議主食

白果止帶粥

做法〉 山藥適量切成丁，與白米、白果和芡米同煮粥食用。

功效〉 本品補脾益腎，可用於本病見帶下淋漓、腹瀉者。

黃豆糙米南瓜飯

原料〉 黃豆、糙米、南瓜適量。

做法〉 黃豆洗淨並泡水 3 ～ 4 小時；糙米洗淨泡水約 1 小時；南瓜去皮切小塊備用；鍋中放入黃豆和水，用中火煮至黃豆酥軟，加入糙米及南瓜，煮至飯熟即可。

功效〉 本品尤適宜於子宮內膜癌合併有糖尿病和高血壓的患者。

建議菜餚

海蜇皮涼拌菠菜

原料〉 菠菜和海蜇皮各 100 克，蝦米少許，大白菜絲、醬油、醋、麻油適量。

做法〉 海蜇皮切成細絲，放入開水中浸燙，撈出待涼；將菠菜浸燙切段待涼；將大白菜絲放在盆內，上面放上蝦米、海蜇皮、菠菜，食用時澆上食油、醬油、醋即可。

功效〉 海蜇皮可清熱化痰、消積軟堅，有抑癌作用，適用於腫瘤見淋巴結腫大等。本品對於肺癌見咳嗽痰多以及高血壓患者也有一定的作用。

黃魚木耳湯

原料〉 小黃魚 250 克，黑木耳適量。

做法〉 二者一起煮湯，加鹽等調味料食用。

功效〉 本品對於子宮內膜癌出血排液多，體虛者可常食。

白果蓮子燉烏雞

原料〉 白果 10 個，蓮子 10 個，糯米 50 克，烏骨雞 1 隻，鹽、黃酒、蔥和薑等適量。

做法〉 烏骨雞去毛及內臟，放入沸水鍋中略燙後撈出備用；白果去殼；蓮子去芯；糯米洗淨一起裝入雞腹中；烏雞放入鍋內，加清水、蔥、薑和黃酒旺火燒沸後，小火燉至熟爛，加鹽即成。

功效〉 本品補腎精，止帶濁，適用於子宮內膜癌、子宮頸癌以及卵巢癌見帶下量多，淋濁者。

建議茶點

蓮藕止血羹

做法〉 山藥和蓮藕各適量，桂花和冰糖少許。山藥和藕切成小塊，加水煮熟，加少許桂花和冰糖，煮成羹狀即可。

功效〉 蓮藕可調節經期，蓮藕中含有豐富的維生素 K，具有收縮血管和止血的作用；蓮藕含鐵量較高，故對子宮內膜癌出血以及貧血者頗為適宜。蓮藕也可加工成蓮藕餅、糖醋藕絲等食用。

生血茶

做法〉 黃耆和當歸少許，磨成粉，裝入茶包袋，泡茶飲用。

功效〉 本品可補氣生血，促進患者病情康復。

蠶豆花餅

原料〉 蠶豆花 30 克，黑木耳適量。

做法〉 蠶豆花搗爛取汁，黑木耳煮湯取汁備用。用蠶豆花汁、黑木耳汁和麵粉，做餅食；也可用蠶豆花煎湯服。

功效〉 蠶豆花涼血、止血，對於婦科腫瘤見赤白帶下，出血者，不妨常食。

對症食療方

佛手茶

做法〉 佛手片泡茶飲用。

功效〉 適合於本病化療後噁心，胃納差者。

薺菜花飲

做法〉 薺菜花泡茶飲用。

功效〉 適合於子宮內膜癌出血多者。

二味補益粥

做法〉 太子參 30 克、女貞子 20 克，共煎湯，以此湯煮粥或煮飯常食。

功效〉 適合於子宮內膜癌手術後氣血虧虛、胃納不佳者。

卵巢癌 Ovarian cancer

卵巢癌是女性生殖器官常見的惡性腫瘤之一，可以發生在婦女的任何年齡，早期無症狀，而惡性腫瘤擴散快，患者就醫時70%以上已為晚期，其死亡率居婦科惡性腫瘤之首位。化學、物理、生物等致癌因子；內分泌、遺傳、精神因素等，以及飲食營養失調等被認為是本病發生的主要因素。

本病手術後，宜多食補益氣血之品，並結合軟堅散結類食物，以扶正祛邪，忌補充含雌激素豐富的補品。

建議主食

補血八寶粥

原料〉 白米 100 克，糯米 50 克，紅棗、紅豆、蓮子、枸杞、花生各 20 克。

做法〉 紅棗用冷水浸泡後洗淨；紅豆和蓮子先用水泡 30 分鐘。糯米、白米洗淨後置鍋中，先用小火煮開，再放入上述各料煮熟即可食用。

蘑菇胡蘿蔔燜飯

原料〉 白米 200 克，蘑菇、胡蘿蔔、洋蔥適量，調味料少許。

做法〉 蘑菇洗淨以沸水燙熟後切成丁；胡蘿蔔、蔥頭洗淨切成丁，在油鍋中燜透。鍋燒熱，將牛肉湯倒入鍋中，放入燜熟的胡蘿蔔、蔥頭及湯汁，倒入蘑菇丁和白米、鹽，煮熟即可。

建議菜餚

海帶燉排骨

原料〉 海帶 100 克，豬排骨 250 克。

做法〉 海帶用溫水泡發、洗淨，切成菱形；豬排骨切塊用沸水汆燙一下，溫水洗淨，加水用旺火煮沸，去浮沫後倒入海帶，用小火燉爛，加鹽、麻油調味。

功效〉 海帶消痰軟堅抗腫瘤，本品為一道家常的抗癌菜。

山楂藕泥

做法〉 山楂煮熟，搗成泥，鮮藕切成絲；藕絲與山楂泥共拌勻，常食。

功效〉 適合於卵巢癌下腹部疼痛，月經不暢兼有腹部腫塊者。

蓮子豬肚

原料〉 蓮子 20 粒，豬肚 1 個，黃酒、鹽、蔥和薑等調料適量。

做法〉 蓮子浸泡至軟，放入豬肚內，用針線縫合，豬肚放入大砂鍋中，加清水、蔥、薑和鹽，燉至熟即成。

功效〉 本品可補虛損、益心腎，對於卵巢癌、子宮頸癌、腸癌等見帶下量多、泄瀉者，均可食用。

建議茶點

碎肉燒賣

原料〉 麵粉500克，碎肉100克，冬筍100克，香菇100克，調料適量。

做法〉 冬筍和香菇洗淨後切成細粒，與碎肉一起放入鍋內，加入調料，拌勻後備用。麵粉加水適量和成麵團，製成荷葉狀皮，將餡放入，不收口，放入籠蒸熟即可。

耆棗合湯

做法〉 黃耆30克、大棗10枚、百合30克。黃耆、大棗與百合一起燉食。

功效〉 本品可補益氣血，增強體質。

芋頭泥

做法〉 芋頭剁成泥加蔥末拌勻，加油煸炒。

功效〉 助於消除卵巢癌腹部腫塊。

對症食療方

薏仁蓮子羹

原料〉 薏仁50克，蓮子、百合各20克，紅棗10枚。

做法〉 將薏仁研成細粉備用。將蓮子、百合、紅棗洗淨，放入砂鍋，加水浸泡，大火煮沸，小火煨煮至熟爛，加薏仁粉，煨煮成粥，早晚當主食食用。

功效〉 具有益氣補血，健脾利濕、強體抗癌之功效，更適用於卵巢癌各期的輔助治療。

白果炒薺菜

做法〉 薺菜切成末，與栗子和白果同炒食。

功效〉 適合於卵巢癌月經過多、體虛貧血者。也可用薺菜花泡茶飲用，適合於卵巢癌月經過多者。

耆杞粥

做法〉 黃耆 50 克，枸杞 10 克，共煮湯，以湯煮粥食用。

功效〉 適合於卵巢癌手術後氣血虛弱者。

淋巴瘤 Malignant lymphoma

淋巴瘤是起源於淋巴造血系統的惡性腫瘤，主要表現為無痛性淋巴結腫大，肝脾腫大，全身各組織器官均可受累，伴發熱、盜汗、消瘦、瘙癢等全身症狀。

本病患者要保證充足的蛋白質、脂肪、醣類和維生素的供應，多食蛋類、豆製品、魚類和瘦肉；海帶、紫菜可軟堅散結，芋頭等對消除淋巴結腫大有一定作用，可常食；忌菸酒。化療過程對人體消化道損傷較大，可多選用健脾開胃止嘔的食物，如山藥、陳皮，大棗、高麗菜、南瓜、玉米和芒果等。

建議主食

芋頭羹

做法〉 芋頭適量，做羹食用；或芋頭煮熟，食時蘸糖當主食吃。

仙人粥

原料〉 何首烏 30 克，白米 100 克，紅棗 5 枚，紅糖適量。

做法〉 將製首烏煎取濃汁，去渣，與白米、紅棗入砂鍋內煮粥，粥將成時，放入紅糖少許調味即可。

功效〉 補氣血，益肝腎，可緩解白血病貧血、氣血虧虛的症狀。

建議菜餚

涼拌海帶

原料〉 海帶 200 克，麻油、蔥、蒜、精鹽和醬油適量。

做法〉 將海帶洗淨，用水煮熟，切絲。大蒜拍成泥，和蔥一起與海帶拌勻，加入麻油、醬油、鹽等調料即可。

功效〉 海帶可軟堅散結塊，大蒜防癌抗癌，本品簡單易操作，抗癌效果顯著。

黃豆山藥煲魚骨

原料〉 黃豆、山藥各 50 克，魚骨 500 克、生薑 3 片。

做法〉 黃豆稍浸泡洗淨；魚骨洗淨，慢火煎至微黃，加入黃豆、生薑、山藥和水煲。大火煲沸後，改小火煲約 2 小時，棄魚骨，調入適量食鹽即可。

功效〉 黃豆可健脾益氣寬中，消炎解毒。山藥可補氣健脾，養陰益肺，本品對於本病化療後氣血虧虛、脾氣虛弱，食少者更為適宜。

紫菜蛋湯

做法〉 雞蛋打散備用，鍋內放油，紫菜燒開，放入雞蛋，煮熟後加入調味品調味即可。

建議茶點

四米粥

做法〉 薏仁 50 克，糯米、小米、白米各 25 克，同煮為粥，常食。

竹蓀白木耳羹

做法〉 竹蓀和白木耳適量，瘦肉 100 克。竹蓀和白木耳泡軟，煮爛，加入豬碎肉煮成羹，和鹽調味食用。

功效〉 本品更適宜於惡性淋巴瘤見紅腫熱痛者。

對症食療方

枸杞松子肉糜

原料〉 肉糜 50 克、枸杞和松子各 10 克。

做法〉 將肉糜加入少量黃酒、鹽、調料，在鍋中炒至半熟時，加入枸杞、松子，再同炒熟即可。

功效〉 每日 1 次，適用於惡性淋巴瘤放療後陰虛內熱者。

山藥杞桂圓湯

原料〉 山藥 20 克、枸杞 10 克、桂圓肉 10 克、豬排骨 200 克，食鹽、胡椒粉適量。

做法〉 山藥、枸杞和桂圓肉與豬排骨放入砂鍋，加適量清水，先大火後小火燉熟，放入鹽、胡椒粉調味即可。

功效〉 本品可生血補血，開胃健脾，適合於惡性淋巴瘤腫塊增大迅速而抵抗力差者。

豆豉飲

做法〉 寒水石 50 克煎水，以此水煮豆豉，常食。

功效〉 用於惡性淋巴瘤見發熱者。

白血病 Leukemia

俗稱血癌。臨床可見不同程度的貧血、出血、感染、發熱以及肝、脾、淋巴結腫大和骨骼疼痛。

白血病的主要表現之一是貧血，患者要經常吃一些富含鐵的食物，如動物肝臟、豌豆、綠色蔬菜、大棗、紅糖、黑木耳等。

建議主食

黑木耳紅棗粥

原料〉 黑木耳 30 克，紅棗 20 個，白米 100 克。

做法〉 黑木耳水發後洗淨，撕成小塊。黑木耳、白米和紅棗一起熬煮成粥即成。

功效〉 本品亦是白血病貧血體虛無力者的補益之品。

薑汁雞肉飯

原料〉 新鮮雞肉 50 克，米飯 100 克，薑汁、醬油、花生油各適量。

做法〉 把適量的新鮮雞肉切碎並剁成碎肉，加入薑汁、醬油、花生油等拌勻，當鍋內的米飯即將煮熟時，將其倒在飯裡再焖 15 分鐘，蒸熟後即可食用。

功效〉 雞肉補中益氣，營養豐富，用薑汁佐料，經常食用，可緩解化療後噁心、嘔吐等胃腸道反應。

建議菜餚

雪羹湯

原料〉 海蜇、荸薺各適量。

做法〉 海蜇洗淨切成絲，荸薺洗淨去皮切成丁，二者同做成湯。

功效〉 海蜇、荸薺可清熱軟堅，散結塊，對於白血病發熱伴淋巴結腫大者，可多選擇食用。

百合香芹

原料〉 芹菜、百合、腰果、鹽、香油各適量。

做法〉 芹菜切成小段，百合擇洗乾淨備用。鍋內加水，將芹菜、百合依次下沸水中汆燙後用涼水過涼，再倒入盆中，加入腰果和調料拌勻即可。

功效〉 芹菜含鐵量較高，是補血的佳蔬。百合可清熱調中，助於增強體質，抑制腫瘤細胞的增長，腰果可緩解骨骼疼痛。

歸參烏骨雞

原料〉 烏骨雞 1 隻，當歸、黨參適量，調料適量。

做法〉 烏骨雞洗淨，當歸、黨參、蔥、薑、黃酒、鹽同放雞腹內，縫合後放入砂鍋，加清水適量，燒沸後小火燉至熟透。

功效〉 益氣養血，適用於白血病久病見體衰，發熱，貧血者。

建議茶點

南瓜藤茶

做法〉 南瓜藤 250 克，加適量水煎湯，代茶飲。

功效〉 本品適合於白血病有發熱，口乾者。

百合蓮子羹

做法〉 百合、蓮子各適量。百合浸水後，洗淨；蓮子浸泡 4 小時，洗淨；將百合、蓮子置入清水鍋內，大火煮沸後，加入冰糖，改小火續煮至熟，即可食用。

菊花茶

功效〉 菊花泡茶常飲。現代研究發現，從菊花中分離得到的一種山金車烯二醇（Arnidiol）的化合物，對白血病 HL-60 細胞具有極其顯著的細胞毒活性，常飲菊花茶對本病有益。

對症食療方

芝麻補血泥

做法〉 核桃仁 50 克，芝麻和松子各 10 克，共製成泥，加入白糖拌和。

功效〉 適合於白血病貧血，體虛者。

花生衣紅棗茶

原料〉 花生 30 克，紅棗 10 枚。

做法〉 花生煮熟後留取花生衣，再將紅棗與花生衣放鍋中，倒入煮過的花生米水，小火煮半小時，撈出花生衣，加適量紅糖，吃棗喝湯。

功效〉 本品適合於白血病治療後血像異常者。

仙鶴草汁

做法〉 鮮仙鶴草 200 克，鮮藕 100 克。二者榨汁，加少許冰糖，混勻飲用。

功效〉 本品主要用於白血病發熱，並伴有口乾口苦者。

骨肉瘤 Osteosarcoma

骨肉瘤是較常見的發生在 20 歲以下的青少年或兒童的一種惡性骨腫瘤，表現為關節周圍間歇性疼痛、酸痛、鈍痛，隨著病情加重，疼痛劇烈、難忍，且持續時間長，用止疼藥無效。

骨腫瘤屬於中醫「骨疽」、「骨瘤」範疇，中醫認為，腎主骨，所以食療以補腎之品為主，如核桃、牡蠣、芝麻、桑椹、魚類、黑豆、栗子、里肌肉、枸杞、杜仲等。

建議主食

玉米桂圓粥

原料〉 玉米 100 克、龍眼肉 15 克、白米 100 克。

做法〉 將玉米去殼，洗淨；白米放入鍋內，加入玉米、龍眼肉和水，熬煮成粥，加入白糖攪勻即成。

功效〉 本品可補心腎，益腰膝。

黑豆枸杞飯

原料〉 黑豆、枸杞適量，白米 100 克。

做法〉 黑豆洗淨，在溫水中浸泡半天，黑豆煮片刻後加入枸杞和白米共煮成飯，常食。

功效〉 本品對於骨肉瘤骨痛、關節不利有一定的幫助。

建議菜餚

枸杞棗黑豆煲豬骨

原料〉 豬排骨 250 克、枸杞 20 克、黑豆 20 克，大棗 6 枚。

做法〉 用豬排骨、枸杞、大棗和黑豆加適量水燉煮後去骨，用食鹽少許調味食用。

功效〉 本品補血生精，平日可常食，可促進本病患者康復。

杜仲腰花湯

原料〉 豬腎 1 副，杜仲 10 克，鹽、味精、料酒等適量。

做法〉 豬腎洗淨切成小塊，杜仲洗淨，二者同放鍋中，加清水、料酒和調料，燉熟即可。

功效〉 本品是常用的補腎強腰的食療佳品。

建議茶點

芝麻補腎蜜

原料〉 黑芝麻、核桃肉各 100 克，補骨脂 20 克，蜂蜜適量。

做法〉 補骨脂煎取水；黑芝麻、核桃肉先用小火炒黃（切忌炒焦），涼後一起研碎，放於器皿內，加入蜂蜜和補骨脂水調成糊狀即可服用。

懷牛膝茶

做法〉 懷牛膝適量煎湯常飲。

功效〉 尤其適合於骨肉瘤骨痛者。

對症食療方

壯骨飯

做法〉 骨碎補適量煎湯，以此湯煮飯常食。

功效〉 骨肉瘤手術後以及骨質有破壞者，可常食。

糖漬桃仁

做法〉 威靈仙適量煎湯，以此湯煮核桃仁，加入白糖，煮至水乾，常食該核桃仁。

功效〉 對骨痛患者尤其適合。

附錄：防癌抗癌宜忌速查表

事項＼癌症	口腔／咽喉癌	鼻咽癌	食道癌	肺癌	胃癌	胰腺癌	膽囊癌	肝癌	大腸癌	乳腺癌（絕經前）	乳腺癌（絕經後）	卵巢癌	子宮內膜癌	子宮頸癌	攝護腺癌	腎臟癌	膀胱癌
薯類									△	△	△						
含膳食纖維食品			△	△	△	△			★	△	△	△					
綠色蔬菜	△		△		★	△		△	△	△	△	△			△	△	△
十字花科蔬菜			△	△	△			△	△	△	△						
大蒜			△	△	★	△			★								
水果	△	△	△	△	△	△		△	△	△	△	△			△	△	△
豆類				△	△			△							△	◎	
堅果				△				△	△	△	△				△		
菌菇類			△	△	△	△		△	△	△	△	△	△	△	△		
β- 胡蘿蔔素				●													
含番茄紅素食品								△							★	△	
含維生素C食品		△	★	△	△								△				
含硒食品				△	△				△						△		
黃麴毒素								●									
辣椒		◎	◎	◎	◎		◎	◎	◎						◎		◎
紅肉			◎	◎		◎	◎	◎	●	◎	◎	◎	◎		◎	◎	
加工肉製品			◎	◎	◎	◎	◎	◎	●	◎	◎	◎	◎		◎		
魚				△					△			△					
鹹魚料理		●					◎	◎								◎	◎
熏製食品	◎	◎	◎	◎	◎	◎	◎	◎	◎	◎		◎					
燒烤食物	◎	◎	◎	◎	◎	◎	◎	◎	◎	◎							

事項＼癌症	口腔／咽喉癌	鼻咽癌	食道癌	肺癌	胃癌	胰腺癌	膽囊癌	肝癌	大腸癌	乳腺癌（絕經前）	乳腺癌（絕經後）	卵巢癌	子宮內膜癌	子宮頸癌	攝護腺癌	腎臟癌	膀胱癌
牛奶						◎	◎	◎	△	◎	◎	◎	◎		◎		
乳酪					◎	◎	◎	◎		◎	◎	◎	◎	◎	◎	◎	
鹽製品 醃製品		◎	●		●				◎								
甜食			◎	◎	◎	◎		◎				◎					
速食		◎	◎	◎	◎	◎	◎	◎	◎	◎	◎	◎	◎	◎	◎		◎
含砷飲用水				●												◎	◎
綠茶	△		△	△					△					△			△
熱飲	●		◎		◎												
含糖飲料			◎		◎	◎		◎	◎								
維生素 E										◎	◎	◎	◎	◎	△		
運動				△		△			★	★	★	△	△	△			
吸菸	●	●	●	●	◎	◎			◎	◎	◎	◎	◎	◎		◎	◎
酒類	●		●	◎	◎	◎		●	●	●	●	◎					
久坐				◎		◎	◎		◎	◎	◎				◎		
肥胖			●			●	◎		●		●		●			●	
腹部肥胖						◎			●		◎		◎				
哺乳										★	★	△					

★確認有防治作用　△可能有防治作用　●確實增加風險　◎可能增加風險

本速查表乃根據世界癌症研究基金會和美國癌症研究所 2007 年版《飲食、營養、體能鍛煉和癌症預防》所製，由中國上海（虹口）科學保健康復協會和上海民生中醫腫瘤診療中心聯合翻譯。中國調查由上海中醫藥大學何裕民教授、營養學博士孫麗紅、揚州大學營養學教授施鴻飛教授聯合進行。

抗癌，你吃對了嗎？腫瘤權威何裕民醫師教你找回健康

作　　者　何裕民 主審
孫麗紅 編著

發 行 人　林敬彬
主　　編　楊安瑜
副 主 編　黃谷光
責任編輯　王艾維
內頁編排　王艾維
封面設計　高鍾琪
編輯協力　陳于雯・曾國堯

出　　版　大都會文化事業有限公司
發　　行　大都會文化事業有限公司
11051 台北市信義區基隆路一段 432 號 4 樓之 9
讀者服務專線：（02）27235216
讀者服務傳真：（02）27235220
電子郵件信箱：metro@ms21.hinet.net
網　　　址：www.metrobook.com.tw

郵政劃撥　14050529 大都會文化事業有限公司
出版日期　2016 年 2 月初版一刷
定　　價　300 元
I S B N　978-986-5719-69-2
書　　號　Health⁺84

國家圖書館出版品預行編目 (CIP) 資料

抗癌，你吃對了嗎？腫瘤權威何裕民醫師教你找回健康 /
何裕民 主審，孫麗紅 編著.
-- 初版. -- 臺北市：大都會文化，2016.02
256 面；14.8×21 公分
ISBN 978-986-5719-69-2（平裝）

1. 癌症 2. 健康飲食 3. 食療

417.8　　104027554